简明激痛点图谱

一部为学生、医生和患者提供肌肉解剖、疼痛模式及肌筋膜网络有关知识的简便易用的指导书

原　著　Simeon　Niel-Asher

主　译　杜元灏

副主译　李桂平　闫　超　黎　波　胡亚才　刘小溪

译　者（以姓氏笔画为序）

白惠雯　刘小溪　闫　超　孙山山　杜元灏

李泓涛　李桂平　杨丽红　陈　璐　陈林玲

陈绪娟　武家竹　胡亚才　秋　添　殷秀梅

高　靓　曹江鹏　彭婧仪　谢　宁　黎　波

人民卫生出版社

·北　京·

The Pocket Atlas of Trigger Points
Copyright © 2023 by Simeon Niel-Asher. All rights reserved.
Published by agreement with North Atlantic Books and Lotus Publishing
through the Chinese Connection Agency.

图书在版编目（CIP）数据

简明激痛点图谱 / （英）西蒙·尼尔-阿舍
（Simeon Niel-Asher）原著；杜元灏主译. -- 北京：
人民卫生出版社，2025. 7. -- ISBN 978-7-117-38013-3

Ⅰ. R441. 1-64

中国国家版本馆 CIP 数据核字第 2025XE7573 号

人卫智网	www.ipmph.com	医学教育、学术、考试、健康，购书智慧智能综合服务平台
人卫官网	www.pmph.com	人卫官方资讯发布平台

图字：01-2023-6020 号

简明激痛点图谱
Jianming Jitongdian Tupu

主　　译：杜元灏
出版发行：人民卫生出版社（中继线 010-59780011）
地　　址：北京市朝阳区潘家园南里 19 号
邮　　编：100021
E - mail：pmph @ pmph.com
购书热线：010-59787592　010-59787584　010-65264830
印　　刷：北京华联印刷有限公司
经　　销：新华书店
开　　本：787 × 1092　1/32　印张：8
字　　数：166 千字
版　　次：2025 年 7 月第 1 版
印　　次：2025 年 7 月第 1 版印刷
标准书号：ISBN 978-7-117-38013-3
定　　价：78.00 元
打击盗版举报电话：010-59787491　E-mail：WQ @ pmph.com
质量问题联系电话：010-59787234　E-mail：zhiliang @ pmph.com
数字融合服务电话：4001118166　　E-mail：zengzhi @ pmph.com

内 容 提 要

　　本书系肌筋膜激痛点专著的畅销书作者,英国的 Simeon Niel-Asher 所著。全书共 7 章,第 1 章激痛点及其形成,简明扼要地介绍了激痛点的形成诱因、症状、分类以及与筋膜、肌筋膜经线的关系等内容,为学习者奠定激痛点的基础知识。第 2～7 章则按照面与头及颈部、躯干与脊柱部、肩与上臂、前臂与手、臀与大腿、小腿与足部等不同部位肌肉,分别介绍了肌肉的起止点、神经支配、作用,以及激痛点诱因、引传痛模式、鉴别诊断、激痛点主治、关联性激痛点等基本知识。本书图文并茂,知识点简明,重点突出,易于掌握,是一部为医学院校学生、临床医生和患者提供肌筋膜激痛点有关诊疗知识的简便易用的参考书。

主译简介

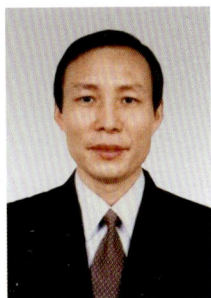

杜元灏，男，汉族，1964年1月生，无党派人士，医学博士，教授，主任医师，博士研究生及博士后导师。天津市特聘教授、滨海学者，天津中医药大学首席教授、天津市名中医。陕西省高层次人才（百人计划）入选者，天津青年科技奖获得者。

现任中国针灸学会理事、中国针灸学会结构针灸专业委员会主任委员、中国针灸学会新九针专业委员会副主任委员、中国针灸学会学科与学术工作委员会委员。天津中医药大学针灸标准化研究所副所长、郭霭春医史文献研究所副所长、全国针灸临床研究中心副主任；曾任西藏昌都市人民医院副院长（援藏干部）。

首次提出"针灸病谱""循证等级针灸病谱"和"效能等级针灸病谱"概念，并建立了16个系统532种针灸病谱；在针刺干预脑梗死的研究中，发现急性期脑表面血管的异常舒缩运动现象，并命名为"高速无效/低效振荡现象"，提出了"微血管枢纽学说"。率先提出针灸学应化分为传统针灸学与现代针灸学两大分支，初步较完整地构建了现代针灸学的知识体系。先后主持国家及省部级科研项目20余项，获省部级科技奖20余项。主编全国规划教材4部，主编专著12部，主译专著3部，发表学术论文200余篇。

前　言

　　科学在发展,技术在进步,这是人类社会的科技步伐不断前进的必然趋势。医学作为解决人类健康谜题的自然科学,更需要不断汲取各门自然科学的新成果来丰富自己,僵化、落后的认知必然影响临床医师的诊断水平和治疗策略。因此,医学新知识会给医师带来新理论、新技能和新的服务能力,同样给患者带来福音和新希望。肌筋膜激痛点与肌筋膜力线理论,可以说是针刺、徒手与康复治疗的具有革命性的新知识,学习掌握和运用这些新理论无疑对于外治法的临床实践增添了巨大的效能。

　　筋膜作为结缔组织的代表,在相当长的一段时间里,被人们所忽视。似乎筋膜仅是覆盖在器官、肌肉等组织表面的膜而已,其功能微不足道。在传统解剖学家的眼里,只有将结缔组织除去,才能充分研究肌肉、关节以及器官。因为我们没有足够地重视它,以致在研究肌肉解剖学时经常很随意地将之剔除掉而弃之。然而,随着人们对人体组织结构与功能的认识不断深化,肌筋膜才逐渐回到医学家的视野之中,并越来越成为研究的热点,在临床上大放异彩,显示出其重要的价值。目前人们已经清醒地认识到,人体筋膜系统具有重要的功能,尤其是肌筋膜在传递机械信息和协调肌肉运动的生物力学平衡、形成人体的张拉整体结构方面发挥着重要作用。

人们对于肌筋膜激痛点的初步认识，可以追溯到公元1843年，德国的Froriep就提出了"肌胼胝"概念，认为肌肉愈伤组织实际上是肌肉内极度压痛的、可触摸的硬块（即发现疼痛肌肉内存在紧绷的肌索或肌带）；20世纪初（1900年），美国的Adler在"肌风湿病"中首次发现了疼痛从压痛点向外辐射的现象（也就是今天所说的引传痛）；其后许多学者从不同的角度观察和描述激痛点，如认为纤维组织炎可出现压痛的纤维性珠链（英国的Gowers，1904年），在纤维组织炎及肌纤维组织炎中发现压痛结节伴放散痛（英国的Llewellyn和Jones，1915），在肌风湿病、肌痛中观察到压痛和收缩的肌束（德国的Schmidt，1916），提出"肌凝块"概念，（死亡后仍旧持续存在的）曾有压痛的肌肉硬结（德国的Schade，1919），慢性风湿病的结节从组织学上属于发炎的结缔组织（英国的Stockman，1920年），肌硬结是伴随或不伴随肌肉收缩的压痛硬结（德国的F. Lange，1925）。各位学者都从自己的视角去发现、阐释肌肉疼痛的局部组织学特征，但这种病症的根源充满了争议。这一段时间可以说是激痛点的萌芽时期。1931年第一部"激痛点"（实质上当时用的是肌硬结或肌凝块概念）手册出版（德国的M. Lange），但本书却没有提及引传痛；1938年英国的Kellgren用实验证明了肌肉引传痛；Gutstein（1938年）在研究肌风湿病时，比较完整地提出了硬化区的点状压痛、疼痛反应和引传痛特征；1942年，Travell等在自发性肌痛中首次对激痛点进行了较明确的描述，即点状压痛、引传痛、活动范围受限；1952年，Travell首次应用"Myofascial TrPs"一词，并描述了肌筋膜激痛点的压痛点、引传痛及32种疼痛模式；1957年，Weeks和Travell首次报道了激痛点（区）

的肌电图活动特征,这一阶段可称为肌筋膜理论的发展时期。1983 年,Travell 和 Simons 合著的激痛点手册第一卷出版,这标志着真正意义上的激痛点理论知识体系正式形成。1986 年,Fisher 引入了利用痛觉计测量激痛点压痛的方法,使激痛点的客观化研究向前迈进了一步;1992 年,Travell 和 Simons 合著的激痛点手册第二卷出版;1993 年,Hubbard 和 Berkoff 报道了激痛点的肌电图活动特征;1994 年,Hong 和 Torigoe 证明了用兔子做实验研究肌筋膜激痛点局部抽搐反应特点的价值;1995 年,Simons 等用兔子做实验来研究激痛点的电活动(提出活性点);1996 年,Simons 将最新的研究数据纳入了诊断标准,并为最新的终板功能障碍假说提供了实验基础;1997 年,Gerwin 等按照间信度(评分者信度),确认了激痛点的诊断标准;1997 年,Simons 发现了激痛点可能的发病机制。至此,激痛点理论走向成熟。目前激痛点的特征被确认为紧绷肌带、点状压痛和引传痛,以及局部抽搐反应,运动终板的功能障碍为其病理生理的主要部位所在。

我之所以用较大的篇幅回顾肌筋膜激痛点迄今已走过的 180 余年的发展历程,就是要表明肌筋膜激痛点的理论是数十位专家学者近两个世纪的不懈努力而建立起来的,绝不是某个人的观点。激痛点的理论已经进入现代医学的主流观点,如在紧张性头痛中已确立了肌筋膜激痛点的发病机制(《神经病学》)。尤其是近年来,建立在解剖学基础上的肌筋膜经线(拉力线,解剖列车)学说的提出,使得肌筋膜理论具有无限的魅力,值得我们去深入探索。

由于激痛点理论目前在我国的普及程度不够,没有引起足够重视,因此,翻译这本简明激痛点图谱就是为了向读者普及有关知识,希望更多的临床医师能将其用于自己的临床实践,更好地为患者解除躯体痛的困扰。全书共分为七章,第1章作为总论,简明系统地介绍了激痛点及其形成,并对激痛点与筋膜及肌筋膜经线的关系进行了讨论;其余6章按照部位分别介绍了面与头及颈部肌肉、躯干与脊柱部肌肉、肩与上臂部肌肉、前臂与手部肌肉、臀与大腿肌肉、腿与足部肌肉的激痛点及有关知识。每块肌肉都简明扼要地按照肌肉起止点、神经支配、肌肉作用、基本功能性运动、激痛点引传痛模式、激痛点主治(适应证)、诱发因素、鉴别诊断及关联性激痛点等条目依次进行论述,并配彩图。本书是一部为学习者、医师和患者提供肌肉解剖、激痛点引传痛模式及肌筋膜网络有关知识的简便易用的指导书。

在翻译的过程中,我们对书中出现的部分术语做了必要的注解,在体例上也按照国人阅读的习惯做了一些微调,如对于每块肌肉的配图加了编号和图注,将肌肉起止点解剖示意图与激痛点引传痛模式图分开;对于每章下设的所有条目均加了序号;每块肌肉的表述条目也加了硬括号以更加醒目;这将有利于读者阅读。另外,对原著中的部分问题与作者进行了多次沟通,以保证翻译的准确性。

我相信,随着肌筋膜激痛点知识的普及和应用,一定会提高针灸、推拿、康复等临床实践中的疗效,惠及病家。愿这本书能成为读者们的良师益友。

杜元灏

2025 年 5 月于天津

目　　录

引　言

《简明激痛点图谱》为便于读者速查而设计,提供有关肌肉解剖及其相关的激痛点引传痛模式等独特内容,是激痛点推拿、体疗和理疗的核心知识,也是帮助患者了解其潜在的激痛点非常实用的图解。

在第2～7章的每章末尾,我所诊察的都是一般人群中常见的疾病。

1. 图中所标识的点　虽然书中对最常见的激痛点位置进行了标识,但请注意,这并不是一个完全确切的位置。因为有诸多因素会影响激痛点的位置。筋膜作为连接我们的结缔组织,是一个连续统一体,任何微小的变化,如解剖结构、姿势和体重都会对激痛点的位置和形成产生影响。

在"真实世界"中,您可能会发现激痛点的位置与第2章到第7章中肌肉上的标识点略有差异。改变方向、幅度、施加力,甚至是患者的体位,都可能对激痛点的定位产生影响。每块肌肉都有一系列的相关内容,解释如下。

2. 附着点　一块肌肉通常附着在两块骨头上,形成一个关节,当肌肉收缩时,它把活动的骨头拉向固定的骨头。所有肌肉都至少有两个附着点。例如,斜方肌的起点(红色)和止点(蓝色)如图1所示。

(1)起点:在肌肉收缩时保持相对不动的附着点。通常是指肌肉固定在骨骼上的一端,充当肌肉的锚,而将其另一端(止点)拉向这个

西柚原理：筋膜使组织器官保持着应有的形态

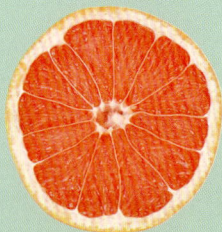

我们所有的内脏都被筋膜包围着。它渗透到我们整个身体的不同表层和深层之中。

我的同事，托马斯·迈尔斯，用这张生动的西柚图来说明筋膜是如何保持整个身体的形状。西柚的果肉被一小块一小块的白皮包裹着，而在其外面，它又被一层坚实的与果皮紧密贴合的白皮包围着。

如果你去掉所有的果肉，只留下白色的皮，你仅依据这个结构就可以重建整个水果和它的形状。同样的原理也适用于筋膜及其在人体中的功能。单凭结缔组织就可以看出一个人的样子，而不需要肌肉和骨骼。然而，同样的情况并不适用于骨骼。

——R. Schleip, *Fascial Fitness*, *Second Edition*（2021）

稳定的附着点。

（2）止点：移动的附着点，也就是肌肉相对于起点的另一端。对于某些动作而言，当止点保持相对固定而起点移动时，肌肉被认为是在执行从起点向止点的反向动作。总体而言，起点较近（靠近身体中心），而止点较远（靠近身体外围）。

3. 神经支配 是指能使肌肉产生兴奋的神经。关于个别肌肉的神经分布，在不同的教科书之间存在着细

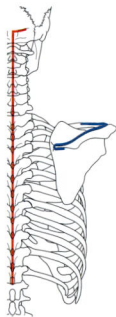

图 1　斜方肌的起点与止点

微的差异,本书中的建议是广泛参考了有关资料汇编而成的,以形成一个公认观点。

4. 作用　是指肌肉收缩时引起的运动或产生的效果。

5. 功能性运动　是指肌肉参与的日常活动。

6. 激痛点引传痛模式是指与特定激痛点相关的疼痛放射区域(图2)。也有人发现超过55%的常见激痛点引传痛并不在其所指疼痛区域内(DeLaune 2011)。

7. 适应证　包括主要症状、功能障碍区域或患者

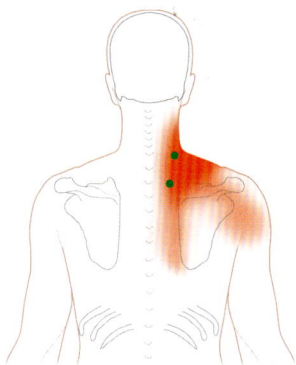

图2 肩胛提肌引传痛模式

感觉到的疼痛。

8. 诱发因素　发现的可能诱发激痛点形成的因素,如与工作/睡眠或习惯性活动有关的姿势模式。

9. 鉴别诊断　可能作为引起疼痛的原因,而表现出类似的症状和体征的一些其他疾病或功能障碍。

10. 关联性激痛点　具有类似引传痛模式的其他肌肉内的激痛点。

一、拉伸与强化

Travell 和 Simons (1999)发现,活化的激痛点可从拉伸中受益,但通常会因强化锻炼而恶化,所以,患者应与医生一起合作,从拉伸锻炼开始进行治疗。

1. 拉伸　意味着你正在慢慢地使肌纤维变长或"打开",这有很多益处,包括提高活动度、增加力量、减轻治疗后的疼痛及缓解疲劳。通常在增加强化锻炼之前,

对激痛点做 2 周的自助性拉伸运动就足够了。理想情况下,你应与你的保健医生/物理治疗师一起制订最适合你的方案。

2. 强化(训练) 如前

拉伸指南

拉伸是一种简单而有效的运动。慢慢进入拉伸姿势,随后每次拉伸保持至少 20 秒,然后遵循以下规则:

- 不要拉伸受伤或受损的软组织
- 拉伸时不要弹跳
- 拉伸前需热身
- 轻轻地慢慢拉伸
- 只拉伸到紧绷感
- 缓慢而轻松地呼吸

所述,通常 2 周的拉伸运动就足够了,然后再增加强化运动,但如果你的激痛点仍然易被激惹,或者有夜间疼痛,就要等到你的症状有所改善之后再进行。

强化(训练)肌肉,提高肌肉对运动的承受力和耐力,有助于减轻疼痛,改善肌肉功能,防止进一步损伤。一般来说,当你保持肌肉最大收缩幅度 5~10s 时,肌肉

就会得到强化。

二、自助工具

我们已经开发了各种各样的自助工具来对激痛点实施治疗(图 3)。这些工具中的每一种都有不同的作用。一般而言,它们是针对特定的激痛点施加压力而设计的,或者是在治疗之后用于拉伸肌肉,在站立、坐、躺或

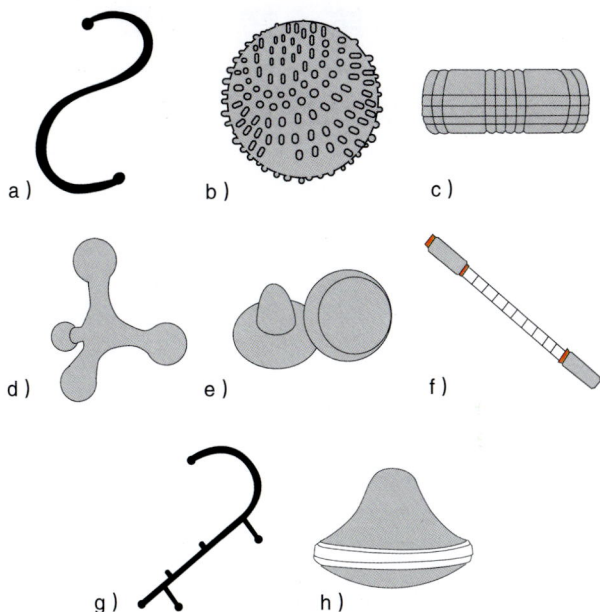

图3　激痛点自助治疗工具示意。a）背部按压器；b）按压球；c）泡沫滚轴；d）4臂按压棒；e）按摩节；f）单臂按压棒；g）深度按摩杖；h）陀螺按压器

侧卧时都可以使用。

刺激一个活化的激痛点很容易刺激过度，所以应该缓慢而轻柔地施加压力，直到它感觉起来"恰到好处"。按住激痛点直到（局部）变软或疼痛减轻，每天使用你选择的工具最多6次，具体情况应依据自身问题的严重程度而定。

（杜元灏　译）

第1章

激痛点及其形成

Janet Travell 和 David Simons 博士（1992）将激痛点描述为"在可触及的紧绷（骨骼）肌带中的结节上出现高度敏感的局限性剧烈的压痛点"。

这些极易激惹的局限性压痛点，大小不一，曾被描述为"小结节""小豌豆大小"和"大结节"。它们嵌在肌纤维之中，在体表下能触摸到。如果这些点对压力很敏感，它们很可能就是激痛点。激痛点结节的大小，因其所在的肌肉大小、形状及类型不同而有差异。但其共同表现是都对压力很敏感，以致按压时，患者常常因为疼痛而畏缩，这就是所谓的跳跃反射。

肌筋膜激痛点可能与所有类型的骨骼肌及机械损伤性肌肉痛有关。甚至在儿童和婴儿身上也存在激痛点，这已得到了证实。疼痛或症状可能由活化的激痛点直接引起，也可能由潜在的或非活化的激痛点随着时间的推移而逐渐"积聚"起来所导致。越来越多的研究证据表明，骨骼肌疼痛与激痛点直接相关。业已证实，发生率高的激痛点与肌筋膜疼痛、躯体功能障碍、心理障碍及相关的日常功能受限直接相关。

病因学 人们已经提出了有关激痛点形成的几种可能机制（Dommerholt et al. 2006）：

- 低水平的肌肉收缩
- 肌肉内压力分布不均匀
- 直接性创伤
- 异常的偏心收缩（偏心收缩是指肌肉处于紧张状态

时而肌肉被拉长的情况。译者注）

- 非条件肌肉的偏心收缩
- 极量或亚极量的同心收缩（同心收缩是指肌肉在收缩时变短的情况。译者注）

激痛点在肌筋膜中显现（因此，用肌筋膜激痛点来描述，即 myofascial trigger points 或 MTPs），主要位于运动终板进入肌肉的肌腹中心部位（指原发性激痛点或中央激痛点）。然而，继发性或卫星激痛点往往是在对原发性激痛点的响应中形成的。这些卫星激痛点通常沿着筋膜应力线形成，而这些筋膜应力线很可能在胚胎发生时就已"内置"（被建立）了。

外部因素，诸如老化、身体形态、姿势、体重增加或先天畸形，在激痛点的表现形式和发生中也起着至关重要的作用。

神经根性牵涉痛与激痛点分布图　正像神经受损引起的疼痛一样，刺激激痛点也会引起牵涉痛（即引传痛）。然而，它们之间有几个关键的区别点（表 1-1）。因此，建议进行神经病学检查以排除任何神经受累。

激痛点引起的牵涉痛（即引传痛）有别于阑尾炎引起的肩部牵涉痛或心脏病发作时引发的下颌/手臂牵涉

表 1-1　神经性与激痛点性牵涉痛的区别

神经性（根性）牵涉痛	激痛点性牵涉痛
特定的皮节区模式	分布区域可能跨越几个皮节
皮节区的感觉缺失	感觉无缺失
肌肉动力丧失，甚至瘫痪	运动功能有减弱，但测试时无动力丧失
不是由局部肌肉组织压力引起	由局部肌肉组织压力所致
深腱反射消失	深腱反射存在

痛。当对一个激痛点持续按压 5～6s 时，与激痛点相关的部分或全部区域将被激活。

一、营养与生化因素

Simons 等人（1998）认为，生化物质的摄入变化可能会影响激痛点的形成和/或存续时间（表1-2）。Gerwin 等人（2004）更加详细地阐述了该观点，声称营养和生化因素很可能均具有促成和维持慢性肌筋膜痛的

表 1-2　生化因素［源自 Simons et al.（1998）和 Gerwin（2004）］

因素	影响作用
变应性/超敏反应	可能有增强作用（Brostoff 1992）
激素	雌激素和甲状腺素缺乏可能影响内环境，增加激痛点的发生和/或存续时间（Lowe & Honeyman-Lowe 1998）
慢性病毒、酵母菌和/或寄生虫感染	可能会增加激痛点形成的概率（Ferguson & Gerwin 2004）
维生素 C 缺乏	可能会延长激痛点的持续时间
缺铁（铁蛋白缺乏）	10%～15% 的慢性肌筋膜疼痛综合征患者可能存在缺铁情况（Simons et al. 1999）；虽然血清中铁蛋白水平在 15～20ng/mL 时才表明已有损耗，但即使在低于 50ng/mL 的水平时也可能有显著影响（Gerwin et al. 2004）
维生素 B_1、维生素 B_6、维生素 B_{12} 缺乏	对某些人而言，正常范围内的较低水平可能也意味着异常降低
维生素 D 缺乏	几乎 90% 的慢性骨骼肌疼痛患者与此有关（Plotnikoff 2003）
细胞色素氧化酶	在肌痛患者中处于低水平很常见，伴有疲劳、寒冷、运动时极度疲劳和肌肉疼痛
叶酸	可能足以改变内环境，增加激痛点的形成和/或延续其存留时间

作用,因此,在治疗过程中"必须"加以考虑。

生这种变化的原因是为肌肉提供与其位置和动作相适应的最佳机械效率。

二、肌肉形态与激痛点

激痛点往往出现在神经肌肉接头(NMJs)或运动终板(mep)周围的肌腹部,见图 1-1。

根据肌束的排列,肌肉表现出各种各样的形状。产

肌束排列形成不同的肌肉形状,最常见的排列方式为平行排列状、羽状、辐合状和环形,每一种形状又都有其子类别。激痛点可能会同时出现在双羽状肌或多头肌的多个头上(图 1-2)。

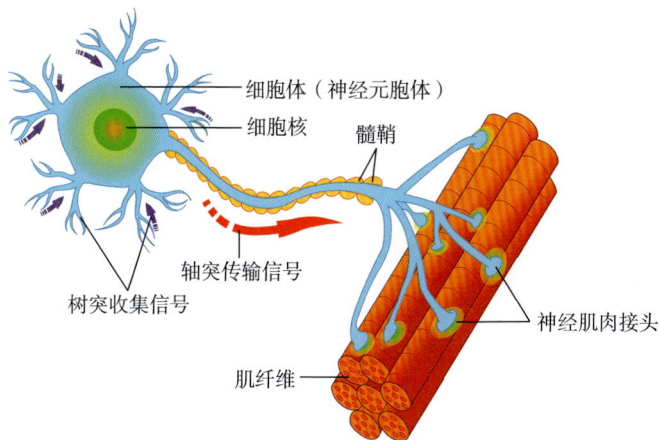

细胞体(神经元胞体)

细胞核

髓鞘

轴突传输信号

树突收集信号

肌纤维

神经肌肉接头

图 1-1　骨骼肌运动单位示意

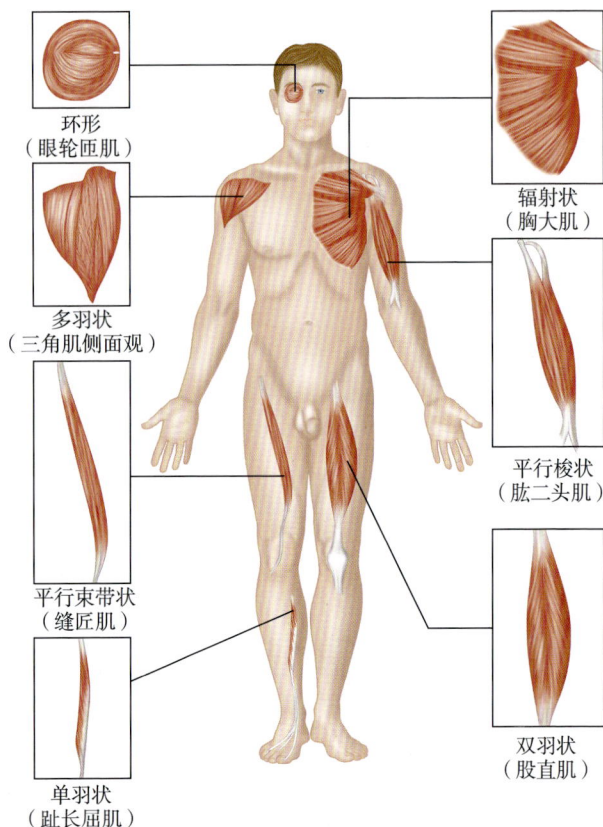

环形
（眼轮匝肌）

多羽状
（三角肌侧面观）

平行束带状
（缝匠肌）

单羽状
（趾长屈肌）

辐射状
（胸大肌）

平行梭状
（肱二头肌）

双羽状
（股直肌）

图 1-2　肌肉形状示意

三、激痛点和肌肉纤维类型

所有的肌肉都含有 1 型和

2 型纤维（Janda 2005；Lewit 1999）。如果疾病不及时治疗，这将与慢性症状的发展方式直接相关。

1. 1 型纤维　1 型纤维

是姿势肌纤维（慢肌纤维），往往通过缩短和高张力反应的方式来应对应力和过度使用。含 1 型纤维比例高的肌肉中产生的激痛点可能需要更长的时间才能对治疗产生反应。

2.2 型纤维 2 型纤维（快肌纤维）属于爆发型，主要满足短时程的活动，在长期或持续性耐力活动下，往往易出现疲劳、萎缩和高张力状态。含 2 型纤维比例高的肌肉中产生的激痛点可能对治疗反应更快。

四、激痛点的症状

1. 引传痛模式 疼痛是一种复杂的症状，每个人都有不同的感受。然而，引传痛是肌筋膜激痛点具有确诊意义的典型症状。

肌筋膜激痛点产生的引传痛是一种独特的、弥散的疼痛模式或分布区域。该分布区域是一致的，没有种族或性别差异，因为只要刺激一个活

化的激痛点就会产生疼痛。

患者会将激痛点引传痛区域的疼痛描述为具有"深度"和"酸痛"的特征；运动有时会加重症状，使疼痛"更加剧烈"。如头痛，患者对疼痛或疼痛模式经常如此描述：有时会因头和颈部的移动加重而变得更加剧烈。疼痛的强度会因以下因素而变化（以下条目并非详尽无遗）。

- 位置（附着点更敏感）
- 激痛点易激惹程度
- 活化或潜伏的激痛点
- 原发性或卫星激痛点
- 激痛点的位置（某些区域会更敏感）
- 相关的组织损伤
- 位置/宿主组织硬度或柔软性
- 老化
- 激痛点的慢性发展情况

2. 维持因素 下列一种或几种因素的存在很可能使激痛点长期无法消除，给治疗带来一些困难。

- 老化

- 姿势（包括工作姿势）
- 肥胖
- 厌食症
- 瘢痕组织（术后）
- 运动、爱好、习惯
- 应力和应变模式
- 代谢紊乱
- 疾病
- 睡眠障碍（包括呼吸暂停）
- 缺铁
- 维生素和矿物质缺乏（叶酸，维生素C，维生素D，维生素B_1，维生素B_6，维生素B_{12}，铁、镁和锌）
- 先天性（骨性）畸形
- 肌纤维类型
- 方向/肌纤维的方向
- 肌肉形状/形态（梭状等）
- 心理因素，如抑郁、焦虑、愤怒和绝望感
- 激痛点的慢性发展情况

五、激痛点的分类

目前的观点是激痛点包括两种类型，即未活化（潜伏性）与活化激痛点。然而，在更早期的文献中，也有根据部位、触痛和持续时间（慢性发展情况）来分类的报道，即包括中心（原发性）激痛点、卫星（继发性）激痛点、附着激痛点和弥散性激痛点。

1. 未活化（潜伏性）激痛点 指摸起来感觉像激痛点的肿块和结节。这类激痛点可发生在身体的任何部位，通常是继发性的。然而，这些激痛点并无痛感，也不会引发出引传痛相关通路。但是，肌肉内未活化激痛点的存在可能会导致"肌肉硬度"的增加。有人认为，这类激痛点在以久坐不动为生活方式的人身上更为常见（Starlanyl & Copeland 2001）。值得注意的是，如果中心或原发性激痛点被再度激活，这些激痛点可能会被激活；在创伤和损伤之后，也可能会出现再激活现象。

2. 活化激痛点 适用于中心和卫星激痛点。多种形式的刺激都可激活未活化激

痛点,比如通过疼痛刺激强迫肌肉活动之时。这种情况在道路交通事故(RTA)发生后而肌肉活动增加时很常见,如此可能就形成了多个弥散性激痛点。该术语是指当激痛点触诊时,既会出现触痛,又同时可引发出引传痛模式。

3. 中心激痛点(原发性激痛点) 当中心激痛点活化时,它们便成为最成熟和"耀眼夺目"的激痛点,也是人们在谈论(激痛点)时通常所指的激痛点。中心激痛点总是存在于肌腹的中心,即运动终板进入肌肉的位置。

注意:在这种情况下,了解肌肉形状和纤维排列非常重要。例如,在多羽肌中可能有几个中心点。此外,如果肌肉纤维呈对角线状(斜行)走行,则可能导致激痛点位置的变动。

4. 卫星激痛点(继发性激痛点) 这类激痛点是位于中心激痛点引传痛区的邻近肌肉内的激痛点,是作为对中心激痛点的响应而产生的(即继发于中心激痛点)。在这种情况下,原发性激痛点仍然是治疗干预的关键:一旦原发性激痛点被有效地去活化,卫星激痛点通常就会随之消失。作为一种推论,事实上也只有在原发性中心病灶被削弱之后,卫星激痛点才可能对治疗做出充分反应;这种情况常见于脊(柱)旁肌和/或腹肌。

5. 附着激痛点 肌腱插入骨骼(肌腱-骨骼连接处)的区域常会出现"敏锐的"触痛(Simons et al. 1998; Davies 2004)。这很可能是实际存在的一些力量穿越这些区域而导致的结果。上述二位作者也指出,这可能是由相关的慢性、活化的肌筋膜激痛点所引起。因为一旦治疗了原发的中心激痛点,触痛就会减轻;在这种情况下,这个激痛点就被称为附着激痛点。

6. 韧带激痛点 有证据表明,韧带可能也会产生激痛点,但两者之间的关系尚不清楚。例如,骶结节韧带和骶棘韧带的疼痛可下传至足跟,髂腰韧带的疼痛可下传至腹股沟,甚至睾丸或阴道(Hacket 1991)。

7. 弥散性激痛点　激痛点有时会在继发于多个中心激痛点的多个卫星激痛点处出现,当有严重的姿势畸形,如脊柱侧凸,并且整个身体的象限受累时,通常会出现这种情况。在这种情况下,继发性激痛点被称为弥散性激痛点。这些弥散性激痛点通常沿着改变的应力线和/或应变模式而逐渐形成。

六、激痛点的形成与姿势

不良姿势是肌筋膜激痛点的一个强有力的"激活和维持因素"(Simons et al. 1998),在慢性激痛点综合征中总是值得考虑的因素。姿势型肌肉往往含有较大比例的1型纤维;这一特性可能导致激痛点成为更加难以消除的类型。

事实上,在发达国家,许多职业都需要长时间坐在电脑屏幕前。对许多人来说,长时间单调地坐在电脑屏幕前往往会导致长期的不良姿势的形成。在可能的情况下,必须查明姿势异常(图1-3)及其对患者症状可能产生的影响,并通过人体工程学建议、治疗和/或锻炼来纠正这种情况。

最常见的机械力学适应不良包括:

* 头前伸姿势和圆肩(圆肩是指双肩向前突出,并且向胸前内侧收缩进来的一种表现,也就是常说的含胸溜肩,专业上称上交叉综合征。圆肩的形成一般与站姿、坐姿不端正有关,平时总是做出比较懒散、含胸塌背等姿势,久而久之就会形成肩膀向前、驼背、头往前的一个稳固而轻松的骨架结构,这样的结构变化可引起身体肌肉的不平衡,最终

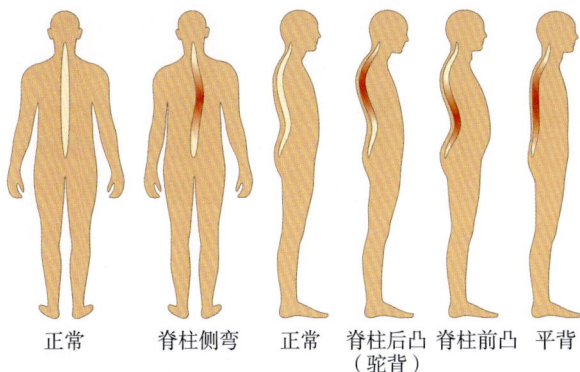

正常　　脊柱侧弯　　正常　　脊柱后凸　脊柱前凸　平背
　　　　　　　　　　　　　　　（驼背）

图 1-3　常见的病理性脊柱弯曲

导致圆肩的出现。译者注）

- 头偏向一侧打电话姿势
- 职业性/人体工效学方面的压力源（人体工效学又称人体工程学、人机工程学、人机工学等，是指综合运用生理学、心理学、卫生学、人体测量研究生产系统中人、机器和环境之间的相互作用的一门边缘科学。其通过对作业中人体机能、能量消耗、疲劳程度、环境与效率的关系等研究，科学地进行作业环境、设施与工具设计，确定合理的操作方法，从而提高工作效率。人体工效学在本质上就是让工具的使用方式尽量适合人体的自然形态，这样使用工具的人在工作时，身体和精神不需要任何主动适应，从而尽量减少使用工具造成的疲劳。译者注）

- 不挺拔（低头垂肩）的站姿和"后倾"姿势
- 不挺拔的坐姿（例如，电脑屏幕和/或人机工学）
- 盘腿而坐的坐势
- 习惯性姿势
- 驾驶位姿势
- 脊柱侧弯
- 关节过度活动

- 抬举/搬运
- 原发性下肢短小（PSLE）

1. 姿势（不良）是诱发因素 不良姿势与一系列临床症状有关，姿势对于维持肌筋膜结构的完整性发挥着重要的影响作用，因此，姿势与激痛点的活化直接相关。不良坐姿和/或站姿是导致激痛点活化的病因和维持因素。有关姿势的建议和练习动作通常是解决中心激痛点和卫星激痛点的关键。

2. 睡觉姿势 我们常会在晚上呈现出奇怪的姿势，有时采取这种姿势是用来减轻活化的或僵硬的潜在激痛点的疼痛（图 1-4）。在这种情

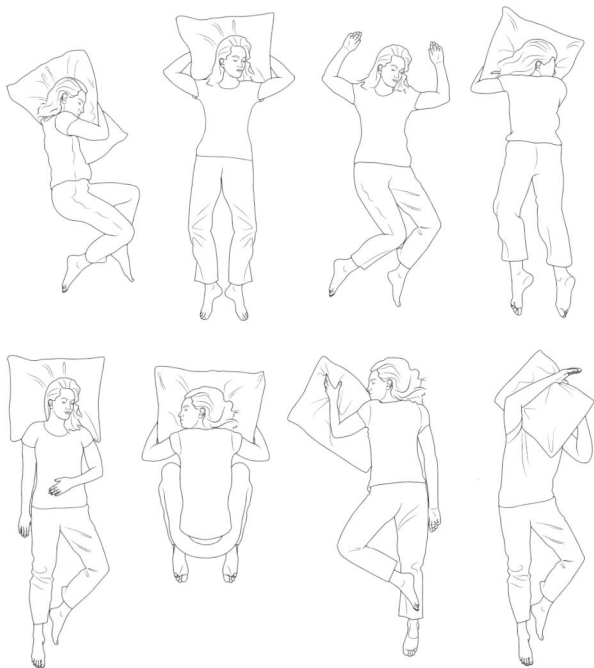

图 1-4 睡眠姿势有可能促成激痛点的形成

况下,患者通常会选择一种能使受累肌肉缩短的睡姿。例如,睡觉时将手放在头顶(能使冈上肌缩短),或者将双臂交叉在胸前(能使胸大肌缩短)。但是,在其他情况下,睡眠姿势也可能反而成为一种

致病因素或维持因素。

3. 工作姿势　部分患者可能在工作场所从事手工或重复性活动,这很可能在激痛点的发病或维持中发挥作用。图 1-5 展示了工作时理想的坐姿。

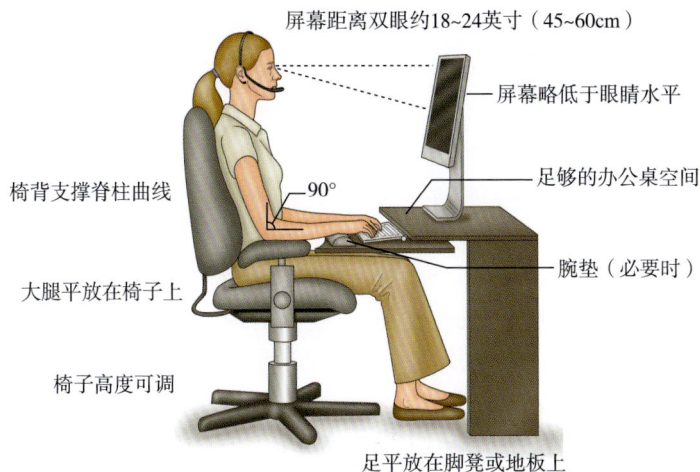

屏幕距离双眼约18~24英寸(45~60cm)

椅背支撑脊柱曲线

大腿平放在椅子上

椅子高度可调

90°

屏幕略低于眼睛水平

足够的办公桌空间

腕垫(必要时)

足平放在脚凳或地板上

图 1-5　工作时理想的坐姿

4. 习惯性活动、嗜好和运动　同样,询问患者是否在工作之外进行着任何重复性或习惯性活动也很重要。例如,采用一条腿(用力)站立

一整天,很可能会使阔筋膜张肌超负荷。盘腿坐姿可能会影响到一系列肌肉,如髋屈肌(髂腰肌)、臀部肌肉(臀肌和梨状肌)和大腿肌肉(股四头

肌)。烟瘾大的人可能会在肩部(三角肌)和手臂(肱二头肌)肌肉中产生激痛点。

某些嗜好和运动也可能会导致激痛点发病率增加。仔细询问这些相关的活动情况非常重要。如他们的运动能力如何？他们是做热身运动，还是舒缓拉伸运动(放松练习)？他们的(运动)竞争激烈程度如何？他们的活动量是否适合其年龄？什么姿势？什么样的体形？身体健康吗？您可能需要进一步了解这些方面的情况。在治疗期间，为患者制订一些特定的活动目标，让患者完成这些活动通常是有用的。

七、激痛点、筋膜与肌筋膜经线

筋膜既是寻找病因之处，也是所有疾病诊察和开始救治之所在。

Dr. Andrew Taylor Still
密苏里州柯克斯维尔整骨医学创始人

识别和治疗肌筋膜激痛点是一种具有独特疗效的治疗方式，然而，激痛点几乎不可能是孤立(与其他因素无关的)形成的，如果不能查明和解决根本原因，可能还会复发。长期存在的激痛点可能会导致神经系统的二次(甚至三次)变化(致敏)，并在远离原发病变的其他部位形成激痛点。

虽然激痛点可能是创伤、损伤或过度使用所致，但也可能有其他机制在发挥作用。

1. 保持模式 患者可能会出现急性或慢性症状，但无论病因如何，身体的肌筋膜框架都会以一种保护性的"保持模式"发生适应性改变。随着时间的推移，"正常"的肌肉功能出现障碍，常会导致多个激痛点的形成。问题持续的时间越长，这些模式可能就会变得越固化。肌节链失效，慢性顽固性激痛点形成。外周和中枢敏化在维持这种"保持模式"中起着重要作用,但已发生适应性改变的肌筋膜基础结构也同样发挥着重要作用。

2. 相互关联的背景　在相互关联的背景下来看待激痛点非常重要:身体想尽力完成什么目标(任务)? 为什么它的耐受性/代偿能力会被打破? 中心或核心问题在哪里以及是什么? 我鼓励我的学生要像侦探一样思考问题:首先要找到"引起症状的组织",然后反思和观察身体是如何随着时间的推移而发生适应性变化来进行代偿的。这需要全面地了解患者的身体、器官、骨骼和支持组织,以及他们的姿势、营养、职业、心理状态和总体健康状况。

3. 激痛点常沿着"肌筋膜经线"发展　临床上,激痛点(以及超级激痛点)常常会沿着某些预定的力线或经线出现在肌筋膜上。Thomas Myers(2001)根据

Ida Rolf 的早期工作,对其原因提出了自己的见解。"肌筋膜通道"或肌筋膜链的概念有助于解释身体从右到左、从上到下、从深到浅,力的耗散与分配方式。因此,对这些肌筋膜经线系列线的理解和可视化是非常有用的(图 1-6)。

肌肉并非在孤立地运作,而可以被看作是贯穿全身的肌筋膜连续体中的收缩元件。这些经线图可能有助于解释身体某一区域的原发性、中心激痛点的发展,为什么会导致远处的继发性或卫星激痛点形成,以及是如何导致的。要进一步探讨肌筋膜经线,请参阅《解剖列车:手法与运动治疗的肌筋膜经线》(T. Myers 2020)。

4. 疼痛标识　用这些空白的图表来标出你的疼痛区域,然后将它们与第2~7章给出的引传痛模式进行比较。注意几天或几周内的

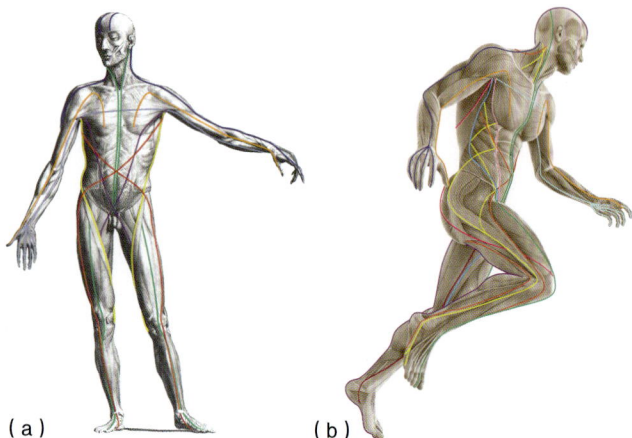

（a）　　　　　　　　　　（b）

图 1-6　解剖列车肌筋膜经线

（a）最初的解剖列车图，恰似绘制的伦敦地铁线路图，显示了通过代偿方式从身体的一个部位转移到另一个十分遥远的部位，从而影响整体的姿势模式的途径；（b）更加动态的和最新描绘的解剖列车图，激励我们问自己，我们是否有能力获取、确定和充分利用这些经线所提供的功能与效率［摘自 Fascial Release for Structural Balance, Revised Edition（T. Myers & J. Earls 2017），由 Anatomy Trains 提供］。

疼痛强度，以及疼痛模式或程度的任何变化。这对你自己和你的治疗师都是有用的信息（图 1-7，图 1-8）。

5. 疼痛分布和受累肌肉的示意图解（摘自 V. DeLaune, Pain Relief with Trigger Point Self-Help, 2011）

患者＿＿＿＿＿＿＿＿＿＿＿＿＿＿＿＿＿＿＿＿＿

治疗师＿＿＿＿＿＿＿＿＿＿＿＿＿＿＿＿＿＿＿

日期＿＿＿＿＿＿＿＿＿＿＿＿＿＿＿＿＿＿＿＿

■ 疼痛　　■ 麻木　　■ 刺痛　　■ 痉挛　　■ 紧绷

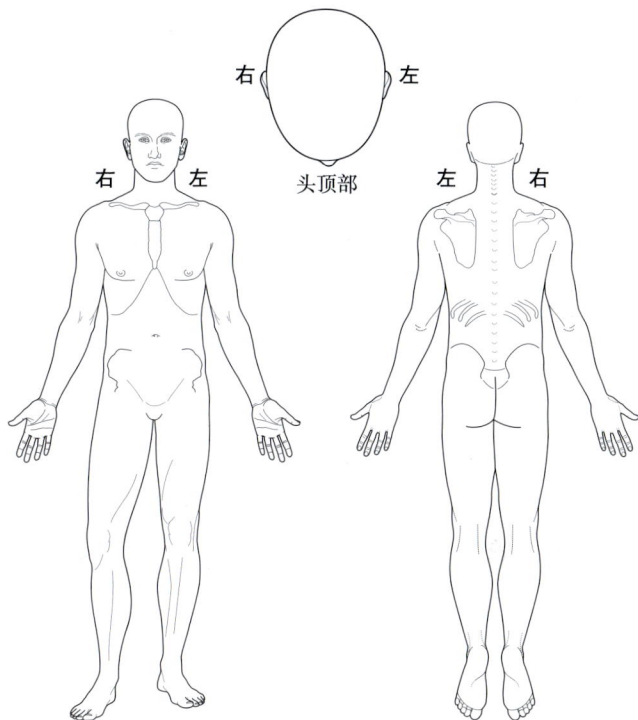

图 1-7　人体疼痛部位标识（前面、后面及头顶部）

患者_____

治疗师_____

日期_____

■疼痛　　■麻木　　■刺痛　　■痉挛　　■紧绷

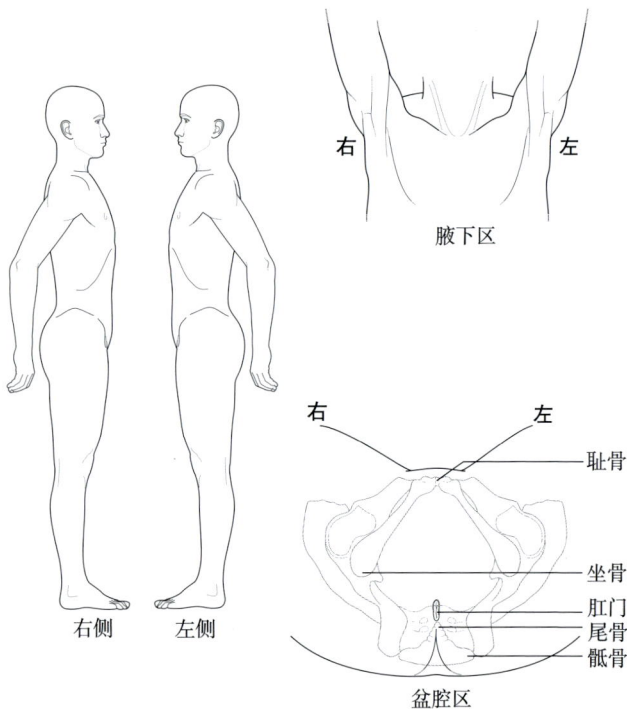

右

左

腋下区

右　　　　　　　左

耻骨

坐骨

肛门

尾骨

骶骨

盆腔区

图 1-8　人体疼痛部位标识（侧面）

（1）膝、腿、踝和足痛（图 1-9 ）。

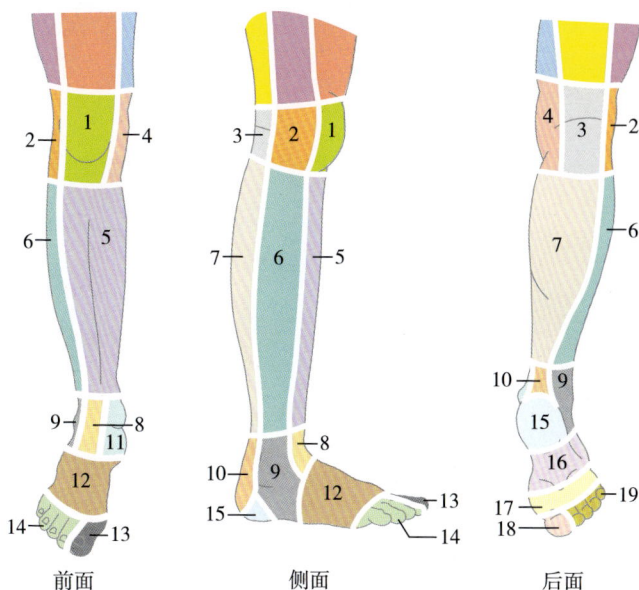

前面 　　　　　　　　 侧面 　　　　　　　　 后面

图 1-9 膝、腿、踝和足部疼痛分布区及受累肌肉示意

注：1. 长收肌与短收肌；2. 股外侧肌；3. 腓肠肌、腿后肌群、腘肌及比目鱼肌；4. 股四头肌、髋关节内收肌及缝匠肌；5. 胫前肌、长收肌及短收肌；6. 腓肠肌、臀小肌、腓骨长肌和短肌、股外侧肌；7. 腓肠肌、比目鱼肌、臀小肌、半膜肌、半腱肌、趾长屈肌、胫后肌；8. 胫前肌、第三腓骨肌、趾长伸肌；9. 腓骨肌；10. 比目鱼肌、胫后肌；11. 拇展肌、趾长屈肌；12. 趾短伸肌与拇短伸肌、趾长伸肌、足部深层固有肌、胫骨前肌；13. 胫骨前肌、拇长伸肌、拇短屈肌；14. 足骨间肌、趾长伸肌；15. 比目鱼肌、足底方肌、拇展肌、胫骨后肌；16. 腓肠肌、趾长屈肌、足部深层固有肌、比目鱼肌、拇展肌、胫骨后肌；17. 足部深层固有肌、足部浅层固有肌、趾长屈肌、胫骨后肌；18. 拇长屈肌、拇短屈肌、胫骨后肌；19. 趾长屈肌、胫骨后肌。

（2）下半身（躯干）及大腿痛（图 1-10）。

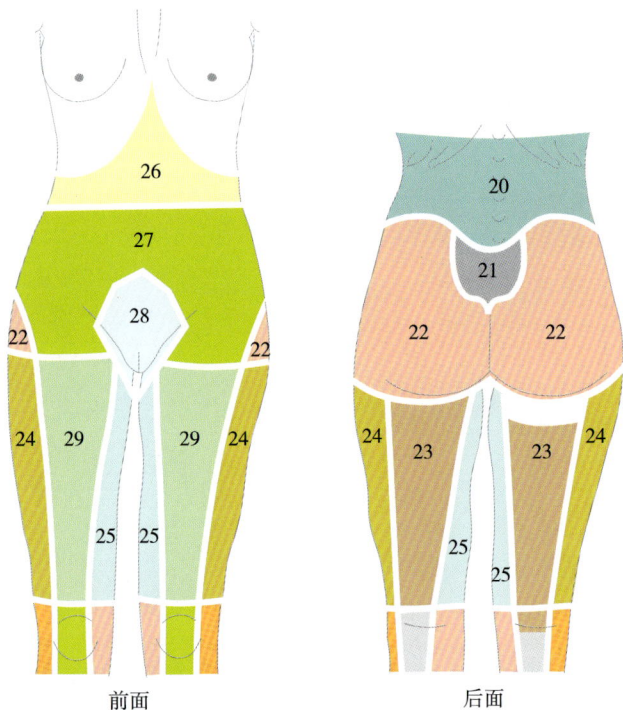

前面　　　　　　　　　　　　后面

图 1-10　下半身（躯干）和大腿疼痛分布区及受累肌肉示意
注：20. 脊旁肌群、髂腰肌、腹直肌、臀中肌、髂腰韧带；21. 盆底肌、臀中肌、腰方肌、臀大肌、多裂肌、腹直肌、比目鱼肌；22. 臀中肌、腰方肌、臀大肌、脊旁肌群、半腱肌 / 半膜肌、髂腰韧带、梨状肌、臀小肌、腹直肌、比目鱼肌、盆底肌；23. 臀小肌、腘绳肌、梨状肌、闭孔内肌；24. 臀小肌、股四头肌、梨状肌、腰方肌、阔筋膜张肌、臀大肌；25. 耻骨肌、股内侧肌、髋关节内收肌、缝匠肌；26. 腹肌、脊旁肌群、腰方肌；27. 腹肌、脊旁肌群、腰方肌；28. 盆底肌、大收肌、梨状肌、腹肌；29. 髋关节内收肌、髂腰肌、股四头肌、耻骨肌、缝匠肌、腰方肌、阔筋膜张肌。

（3）肘、前臂、腕和手部痛（图 1-11）。

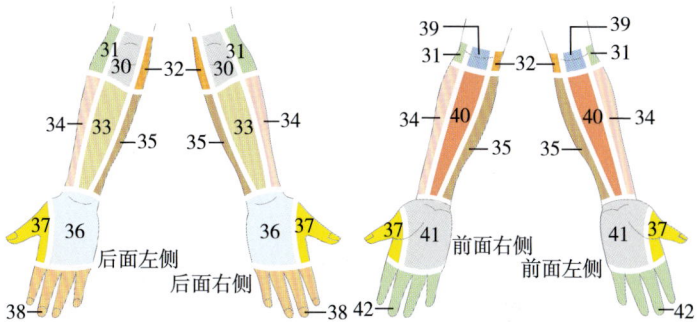

图 1-11　肘、前臂、腕和手部疼痛分布区及受累肌肉示意

注：30. 肱三头肌、上后锯肌；31. 旋后肌、手 / 指伸肌群、肱三头肌 / 肘肌、冈上肌；32. 肱三头肌、胸大肌、胸小肌、前锯肌、上后锯肌；33. 肱三头肌、大圆肌、手 / 指伸肌群、喙肱肌、斜角肌、斜方肌；34. 冈下肌、斜角肌、肱桡肌、冈上肌、锁骨下肌；35. 胸大肌、背阔肌、胸小肌、上后锯肌；36. 手 / 指伸肌群、肩胛下肌、喙肱肌、斜角肌、背阔肌、上后锯肌、第一骨间背侧肌、斜方肌；37. 旋后肌、斜角肌、肱肌、冈下肌、手 / 指伸肌群、拇收肌 / 对掌肌、锁骨下肌、第一骨间背侧肌、拇长屈肌；38. 指伸肌、手骨间肌、斜角肌、胸大肌、胸小肌、背阔肌、锁骨下肌；39. 肱肌、肱二头肌；40. 掌长肌、旋前圆肌、前锯肌、肱三头肌；41. 手 / 指屈肌群、拇对掌肌、胸大肌、胸小肌、背阔肌、掌长肌、前锯肌；42. 指浅屈肌和指深屈肌、手骨间肌、背阔肌、前锯肌、锁骨下肌。

（4）上半身（躯干）和上臂痛（图 1-12）。

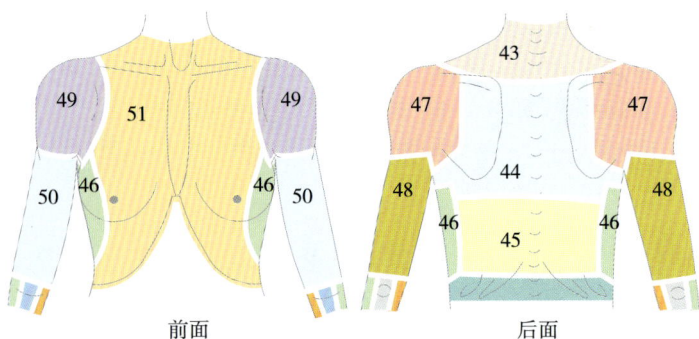

前面　　　　　　　　　后面

图 1-12　上半身（躯干）和上臂疼痛分布区及受累肌肉示意

注：43. 斜角肌、肩胛提肌、冈上肌、斜方肌、多裂肌、菱形肌、颈夹肌、肱三头肌、肱二头肌；44. 斜角肌、背阔肌、肩胛提肌、脊旁肌、菱形肌、上后锯肌、冈下肌、斜方肌、前锯肌、胸大肌；45. 脊旁肌、下后锯肌、腹直肌、肋间肌/膈肌、背阔肌、髂腰肌；46. 前锯肌、肋间肌/膈肌、背阔肌；47. 三角肌、肩胛提肌、斜角肌、冈上肌、大圆肌、小圆肌、肩胛下肌、上后锯肌、背阔肌、肱三头肌、斜方肌、胸髂肋肌；48. 斜角肌、肱三头肌、三角肌、肩胛下肌、冈上肌、大圆肌、小圆肌、背阔肌、上后锯肌、喙肱肌；49. 冈下肌、三角肌、斜角肌、冈上肌、胸大肌/锁骨下肌、胸小肌、肱二头肌、喙肱肌、背阔肌；50. 斜角肌、冈下肌、肱二头肌、肱肌、肱三头肌、冈上肌、三角肌、胸骨肌、锁骨下肌；51. 胸大肌/锁骨下肌、胸小肌、斜角肌、胸锁乳突肌、肋间肌/膈肌、颈髂肋肌、腹外斜肌。

（5）头与颈痛（图 1-13）。

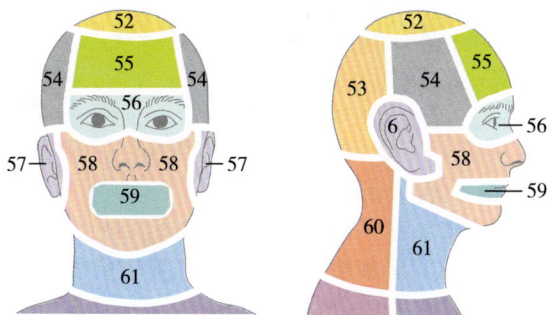

图 1-13 头与颈部疼痛分布区及受累肌肉示意

注：52. 胸锁乳突肌、头夹肌；53. 斜方肌、胸锁乳突肌、枕肌、二腹肌、颞肌；54. 胸锁乳突肌、斜方肌、颞肌；55. 胸锁乳突肌、头半棘肌；56. 胸锁乳突肌、颞肌、咬肌、斜方肌；57. 翼外肌、咬肌、胸锁乳突肌、翼内肌；58. 胸锁乳突肌、咬肌、翼外肌、斜方肌、二腹肌、翼内肌；59. 颞肌、咬肌、二腹肌；60. 颈部多裂肌、颈夹肌、肩胛提肌、斜方肌、冈下肌；61. 胸锁乳突肌、二腹肌、翼内肌。

（杜元灏 译）

第2章

面部、头部与颈部肌肉

胸锁乳突肌（SCM）的激痛点不仅会引起头部牵涉痛，而且在某些情况下还会引起头晕（眩晕）、平衡失调，甚至耳鸣等症状。胸锁乳突肌激痛点的形成可有多种原因，例如直接创伤（如挥鞭样损伤）。

当颈部的一块肌肉产生激痛点时，其他肌肉会出现反射性抑制，被迫承受额外负荷，导致恶性循环。不均匀受力（如斜方肌上部的胸罩带），肌肉收缩造成的超负荷（如在腹部运动中，颈部肌肉常被过度使用），以及颈部、背中部和肩胛骨的肌肉不平衡（例如不良的姿势习惯，如懒散的坐姿或头前倾的姿势）都是诱发或维持因素。

头部的相对重量（10磅/4.5kg）会随着姿势的改变而变化，随着年龄的增长，我们常出现头前倾/上交叉模式的倾向，头部相对重量会增加到40磅/18kg（图2-1）。此时胸锁乳突肌变短，可能使激痛点形成，导致头痛的发生，并进一步限制了头部旋转的活动范围。上斜方肌对抗这种倾向，导致激痛点的发展，进一步加重了颈项部疼痛和头痛。

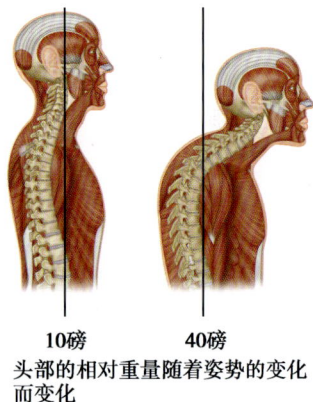

10磅　　**40磅**
头部的相对重量随着姿势的变化而变化

图2-1 头部的相对重量随着姿势的变化

一、枕额肌 （Occipitofrontalis）

拉丁语 *frons*，指前额，头的前部；*occiput*，指头的后部。枕额肌实际上是两块肌肉（额肌和枕肌），由腱膜连接在一起，该腱膜被称为帽状腱膜，之所以这样命名，是因为它形成了一个类似于头盔的形状（拉丁语 *galea*）（图 2-2）。

【肌肉起点】

额肌：眉毛皮肤。

枕肌：枕骨上颈线外侧 2/3；颞骨乳突。

【肌肉止点】

帽状腱膜。

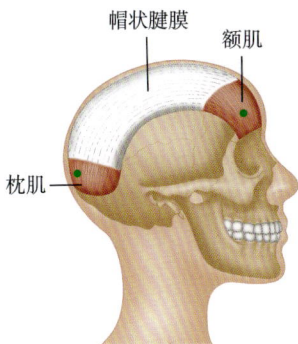

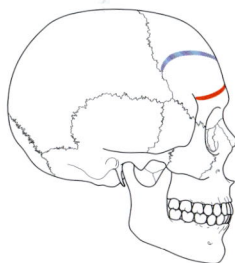

额肌

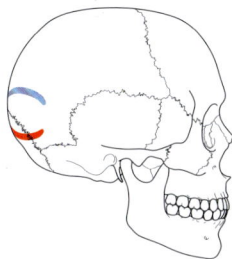

枕肌

图 2-2　枕额肌解剖示意及激痛点位置

【神经支配】

面神经（Ⅶ）（耳后支和颞支）。

【肌肉作用】

额肌：水平位上抬升眉毛、皱起前额皮肤。

枕肌：向后拉头皮。

【功能性运动】

在日常活动中，协助面部表情的表达，如看起来很惊讶/皱眉。

【激痛点诱因】

焦虑、劳累过度、生活方式（不良）、使用电脑（过度）、眼镜不合适、（过度）皱眉。

【激痛点引传痛模式（图 2-3）】

额肌：局部疼痛，并有部分引传痛会传至同侧前额上方。

枕肌：头皮外侧及前部疼痛；疼痛可扩散至头后部，并进入眼眶。

【鉴别诊断】

如头皮刺痛、枕大神经卡压等病症可出现类似于枕额肌激痛点引发的临床症状，应注意鉴别。

【激痛点主治】

头痛、后头痛无法仰卧/枕睡、耳痛；眼后方/眉/眼睑疼痛，视觉活动表现为在阅读黑白印刷品时会"跳文"，眯起眼睛看东西；前额起皱纹；紧张性头痛、眼睛上方痛。

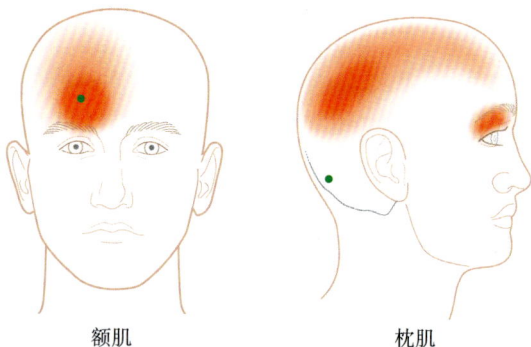

额肌　　　　枕肌

图 2-3　枕额肌激痛点及其引传痛区域

【关联性激痛点】

枕下肌、胸锁乳突肌锁骨头、头半棘肌、颧大肌、颈阔肌、斜角肌、颈后肌群、眼肌肌内激痛点，可出现与枕额肌激痛点类似的引传痛模式。

二、眼轮匝肌（Orbicularis oculi）

拉丁语 *orbiculus*，指小的环状圆形物；*oculus* 指眼睛。这一复杂而极其重要的肌肉由三部分组成：眶部（环绕眼睛周围）、睑部（在眼睑中，拉丁语 *palpebra* 指眼睑）和泪囊部（内侧睑韧带和泪囊后方，拉丁语 *lacrima* 指眼泪）；它们在眼睛周围共同构成了重要的保护性装置（图 2-4）。

【肌肉起点】

眶部：额骨；上颌骨的额突；睑内侧韧带。

睑部：睑内侧韧带。

泪囊部：泪骨。

【肌肉止点】

眶部：环绕眼眶后（附着于周围皮肤），返回起点。

睑部：眼睑外侧缝。

泪囊部：眼睑外侧缝。

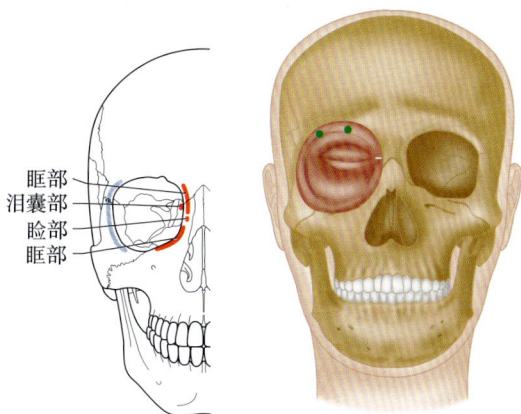

眶部
泪囊部
睑部
眶部

图 2-4 眼轮匝肌解剖示意及激痛点位置

【神经支配】

面神经（Ⅶ）（颞支和颧支）。

【肌肉作用】

眶部：强有力地使眼睑闭合（牢牢地紧闭眼睛）。

睑部：轻度闭眼（并可参与不自主性运动,如眨眼）。

泪囊部：扩张泪囊,使泪小管被牵拉并贴近眼球表面（以形成泪液流动的通道,确保泪液顺利进入排泄系统。译者注）。

【激痛点诱因】

视力问题、焦虑、皱眉、情绪紧张、过度注视电脑屏幕。

【激痛点引传痛模式（图 2-5 ）】

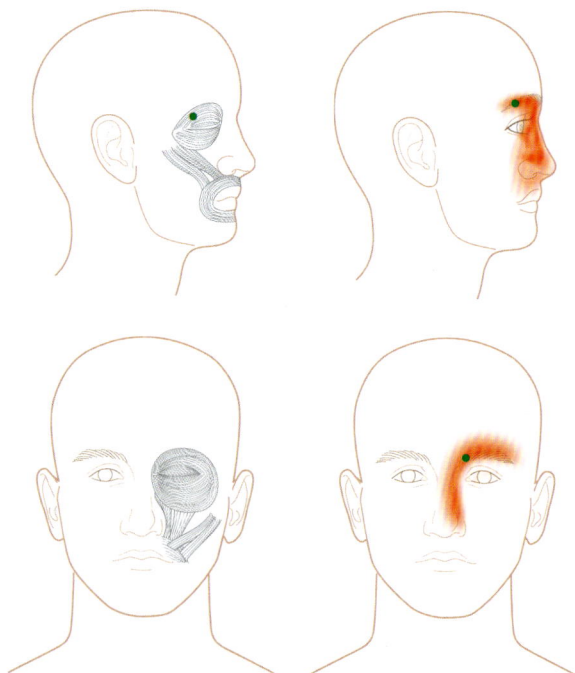

图 2-5　眼轮匝肌激痛点及其引传痛区域

眶部：眼睛上方及直达同侧鼻孔上方的局部性"烧灼样"疼痛。

泪囊部：传入眼内、鼻窦的疼痛，鼻梁痛；吃冰淇淋时常会再现这类眼痛或头痛。

【鉴别诊断】

上睑下垂——霍纳（Horner）综合征，可出现类似于眼轮匝肌激痛点引发的临床症状及功能障碍，应注意鉴别。

【激痛点主治】

头痛，偏头痛，三叉神经痛，视疲劳，眼皮"抽动"，视力差，上睑下垂，鼻窦痛，眉痛，眼睛干涩。

【关联性激痛点】

二腹肌、颞肌、斜方肌、夹肌、颈后肌群，尤其常见于胸锁乳突肌肌内激痛点，可出现类似于眼轮匝肌激痛点引发的引传痛模式。

三、皱眉肌（Corrugator supercilii）

拉丁语 *corrugare*，指使起皱纹；*supercilii*，指眉毛（图 2-6）。

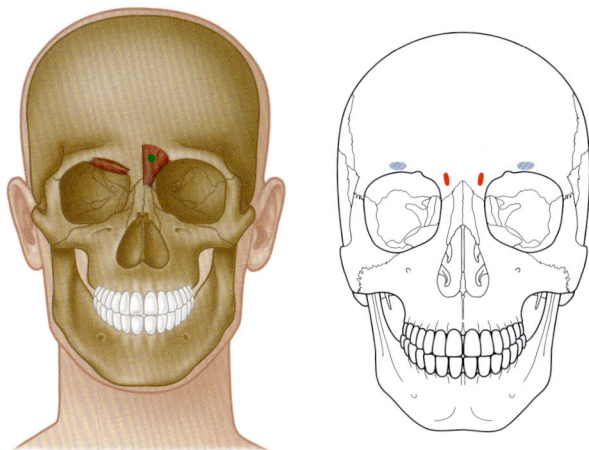

图 2-6 皱眉肌解剖示意及激痛点位置

【肌肉起点】

额骨眉弓内侧端。

【肌肉止点】

眉弓中部下的深层皮肤。

【神经支配】

面神经（Ⅶ）（颞支）。

【肌肉作用】

将眉毛向内、向下拉，产生垂直皱纹。

【功能性运动】

在日常活动中，完成皱眉的动作。

【激痛点诱因】

经常皱眉的人，皱眉肌和额肌往往一起被激活；心理压力可诱发；尤其应注意皱眉肌可能还会卡压眶上神经。

【激痛点引传痛模式（图 2-7）】

皱眉肌肌内激痛点引发的引传痛，主要在眉内侧区域弥散。

【鉴别诊断】

眶上神经卡压可出现类似于皱眉肌激痛点引发的临床症状，应注意鉴别。

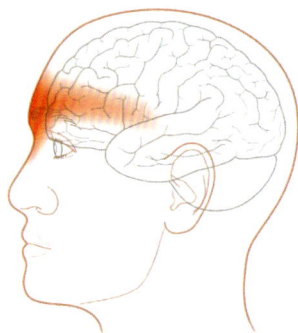

图 2-7 皱眉肌激痛点及其引传痛区域

【激痛点主治】

头痛、眉痛。

【关联性激痛点】

额肌、降眉间肌、面部局部肌肉内的激痛点，可出现类似于皱眉肌激痛点引发的引传痛模式。

四、降眉间肌（Procerus）

拉丁语 *procerus*，指长的（图 2-8）。

【肌肉起点】

鼻骨上的筋膜，鼻外侧软骨的上部。

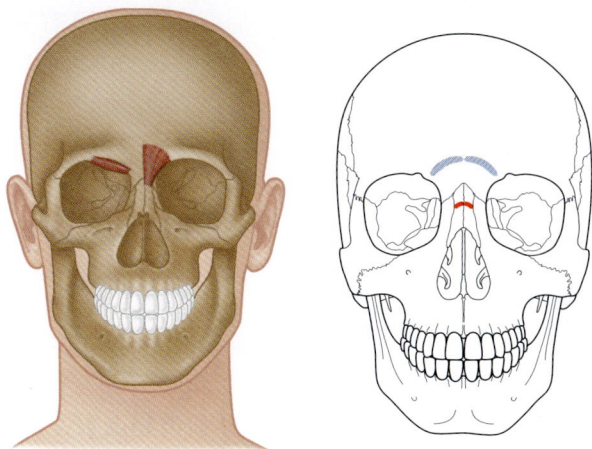

图 2-8　降眉肌解剖示意及激痛点位置

【肌肉止点】

两眉之间的皮肤。

【神经支配】

面神经（Ⅶ）（颞支）。

【肌肉作用】

使鼻梁部皮肤产生横向皱纹；向下牵拉眉间部皮肤。

【功能性运动】

在日常活动中，参与完成用力地"嗅"和打喷嚏动作。

【激痛点诱因】

心理压力，视疲劳，过度观看电脑和手机屏幕，皱眉，眯眼看东西。

【激痛点引传痛模式】

降眉间肌肌内激痛点引发的引传痛，主要局限于眉毛内侧缘小范围的区域（图 2-9）。

【鉴别诊断】

眶上神经卡压、前额头痛可出现类似于降眉间肌激痛点引发的临床症状与体征，应注意鉴别。

【激痛点主治】

视疲劳，皱眉痛，皱眉时出现的局部头痛，偏头痛。

【关联性激痛点】

偏头痛常与降眉间肌和

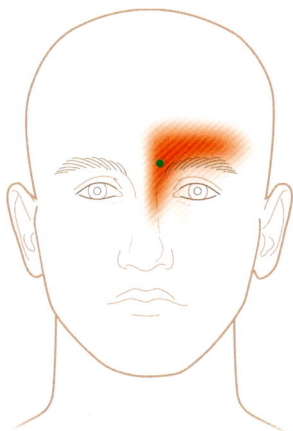

图 2-9　降眉间肌激痛点及其引传痛区域

皱眉肌（激痛点）有关。其他局部面肌肌内激痛点可出现类似于降眉间肌激痛点引发的引传痛模式。

五、颊肌（Buccinator）

拉丁语 *bucca*，指面颊。颊肌是构成面颊的基础组织（图 2-10）。

【肌肉起点】

上颌骨和下颌骨后部，翼突下颌缝。

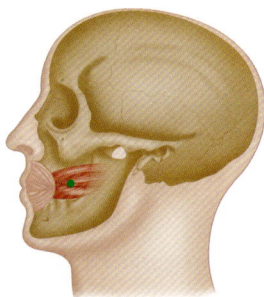

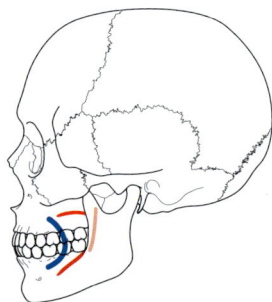

图 2-10　颊肌解剖示意及激痛点位置

【肌肉止点】

与口轮匝肌交汇进入唇部。

【神经支配】

面神经（Ⅶ）（颊支）。

【肌肉作用】

使脸颊紧贴牙齿；使鼓起的面颊压紧。

【激痛点诱因】

咀嚼，皱眉，习惯性面部

表情，抽搐，牙科治疗，牙科器械的使用，通气过度综合征。

【激痛点引传痛模式】

引传痛主要引起局部牙齿和上牙龈痛（图 2-11）。

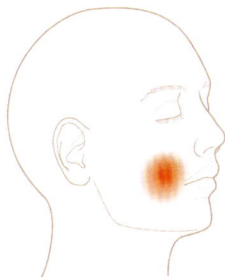

图 2-11　颊肌激痛点及其引传痛区域

【鉴别诊断】

眼睑痉挛、腮腺管穿过第 3 磨牙区域的颊肌病症，均可出现类似于颊肌激痛点引发的临床症状，应注意鉴别。

【激痛点主治】

颊部主要肌肉的疼痛（以及局部牙痛、上牙龈痛。译者注），激痛点主要位于脸颊中部，在嘴角和下颌支之间。

【关联性激痛点】

口轮匝肌、颈肩部肌肉

中较大的局部肌肉，以及局部面肌肌内激痛点，可表现出类似于颊肌激痛点的引传痛模式。

六、颧大肌 （Zygomaticus major）

希腊语 *zygoma*，指棒，门或窗的插销（因颧大肌将面部骨骼与耳部颅骨连接在一起而得名。译者注）。

拉丁语 *major*，指大的（图 2-12）。

【肌肉起点】

颧骨外侧缘后部。

【肌肉止点】

嘴角皮肤。

【神经支配】

面神经（Ⅶ）（颧支和颊支）。

【肌肉作用】

将嘴角向上和向侧方牵拉，如在微笑时。

【功能性运动】

在日常活动中，参与完成微笑动作。

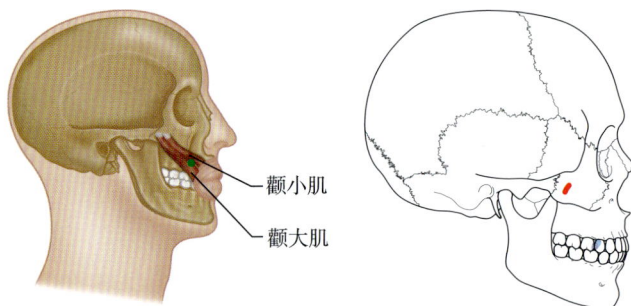

图 2-12　颧大肌解剖示意及激痛点位置

【激痛点诱因】

长期牙科的治疗,三叉神经痛后,过度笑容。

【激痛点引传痛模式】

激痛点引传痛可扩散至额头上 2cm 的区域,以及从侧面扩散到鼻子和脸颊(图 2-13)。

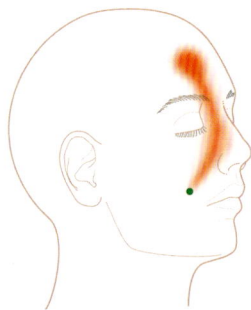

图 2-13　颧大肌激痛点及其引传痛区域

【鉴别诊断】

牙齿问题、面部的肌痛症、神经肌肉疾病、撕裂伤、挫伤;贝尔面瘫、感染性肌炎和肌病、三叉神经痛等病症或情况,均可引起类似于颧大肌的引传痛模式,应注意鉴别。

【激痛点主治】

面颊部疼痛,头痛,颞下颌关节痛,半侧颜面部疼痛。未充分治疗可发展为顽固性疼痛。

【关联性激痛点】

翼外肌、眼轮匝肌、咬肌肌内激痛点,可引发出类似于颧大肌激痛点的引传痛模式。

七、咬肌（Masseter）

希腊语 *maseter*，指咀嚼。咬肌是最浅表的咀嚼肌，在咬牙时很容易感觉到（图 2-14）。

【肌肉起点】

颧弓和颧骨的上颌突。

【肌肉止点】

下颌支外侧。

【神经支配】

三叉神经（Ⅴ）（下颌支）。

【肌肉作用】

上提下颌骨。

【功能性运动】

在日常活动中，参与完成咀嚼食物的动作。

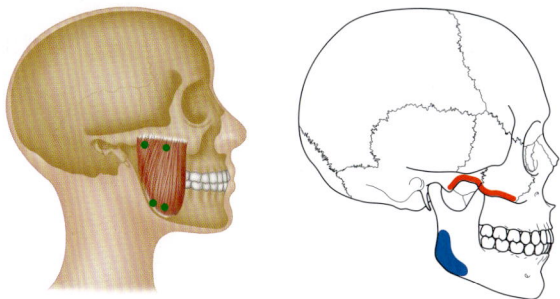

图 2-14　咬肌解剖示意及激痛点位置

【激痛点诱因】

嚼口香糖，磨牙，长时间的牙科治疗，压力，情绪紧张，头前倾姿势，职业病。

【激痛点引传痛模式（图 2-15）】

浅表部位：激痛点引传痛可扩散至眉毛、上颌骨和下颌骨（前面）；上、下磨牙。

深层部位：激痛点引传痛可弥散至耳和颞下颌关节。

【鉴别诊断】

颞下颌关节疼痛/综合征、耳鸣、牙关紧闭，可出现类似于咬肌激痛点引发的临床症状和体征，应注意鉴别。

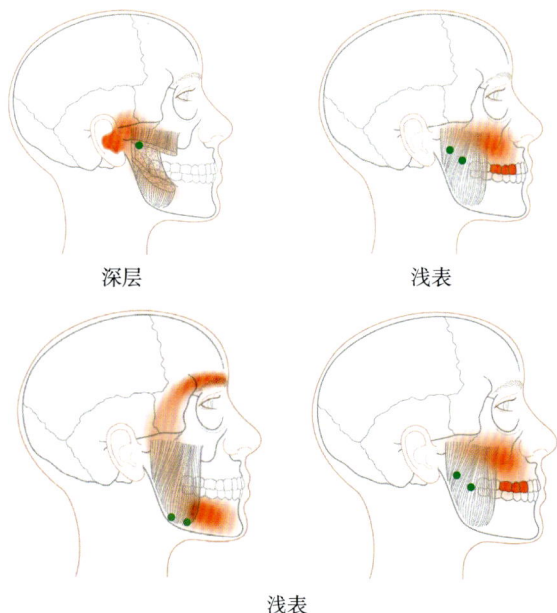

深层   浅表

浅表

图 2-15 咬肌激痛点及其引传痛区域

【激痛点主治】

牙关紧闭（下颌严重受限）、颞下颌关节疼痛、紧张/压力性头痛、耳痛、同侧耳鸣、牙痛、磨牙症、鼻窦炎疼痛、眼部水肿（常见于歌手）。

【关联性激痛点】

同侧颞肌、翼内肌，对侧咬肌、胸锁乳突肌肌内激痛点，可出现类似于咬肌激痛点的引传痛模式。

八、颞肌（Temporalis）

拉丁语 *temporalis*，指沙漏（由于颞肌的形状宛如沙漏。译者注）。颞肌是一块宽阔的扇形肌肉，覆盖了颞骨的大部分（图 2-16）。

【肌肉起点】

颞窝，颞筋膜。

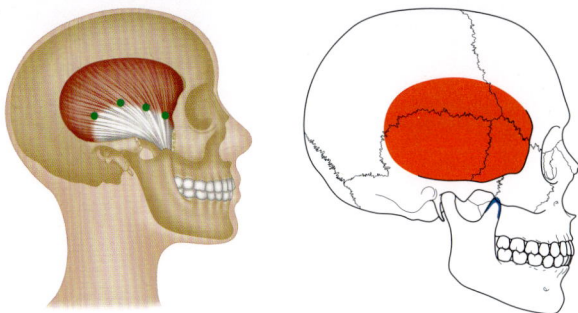

图 2-16　颞肌解剖示意及激痛点位置

【肌肉止点】

下颌骨冠突，下颌支前缘。

【神经支配】

发自三叉神经（V）的颞深神经前后支（下颌支）。

【肌肉作用】

上提并使下颌骨回缩（后退）。

【功能性运动】

在日常活动中，参与咀嚼食物的动作。

【激痛点诱因】

嚼口香糖、磨牙、长时间的牙科治疗；压力、情绪紧张；下颌/咬合、咬指甲、吮吸拇指。

【激痛点引传痛模式】

激痛点引传痛可导致上切牙和眶上嵴、上颌牙与太阳穴中部疼痛，以及颞下颌关节与太阳穴中部疼痛，局部（向后和向上弥散的）疼痛（图 2-17）。

【鉴别诊断】

颞肌肌腱炎、风湿性多肌痛、颞动脉炎或巨细胞动脉炎，可出现类似于颞肌激痛点引发的临床症状与功能障碍，应注意鉴别。

【激痛点主治】

头痛、牙痛、颞下颌关节病、牙齿过敏、长时间牙科治疗、眉痛、磨牙症、鼻窦炎痛、牙关紧闭、面颊刺痛。

【关联性激痛点】

上斜方肌、胸锁乳突肌、咬肌肌内激痛点，可出现类

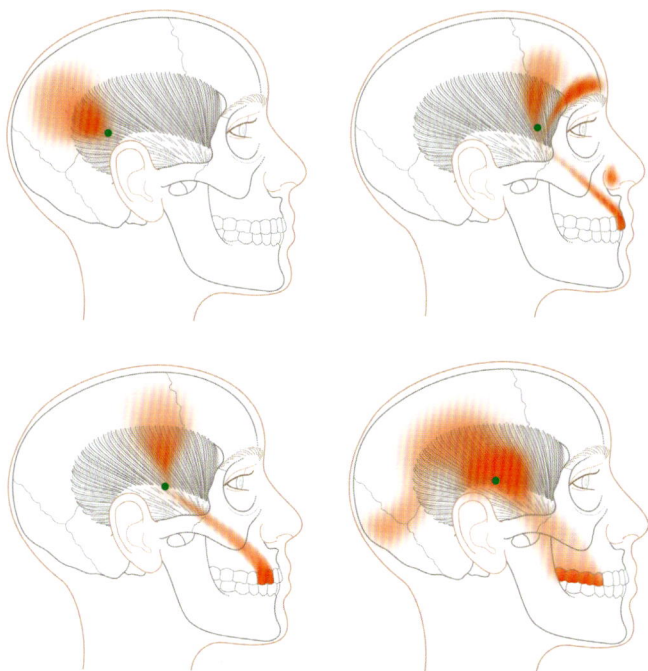

图 2-17　颞肌激痛点及其引传痛区域

似于颞肌激痛点引发的引传
痛模式。

九、翼外肌（Lateral pterygoid）

希腊语 *pterygoeides*，指
翼状的。拉丁语 *lateralis*，指
侧面的。翼外肌的上头因止

于颞下颌关节的关节盘，有
时被称为蝶头（*sphenomen-
iscus*）（图 2-18）。

【肌肉起点】

上头：颞下窝顶部。

下头：翼突外侧板外
侧面。

【肌肉止点】

上头：颞下颌关节囊和

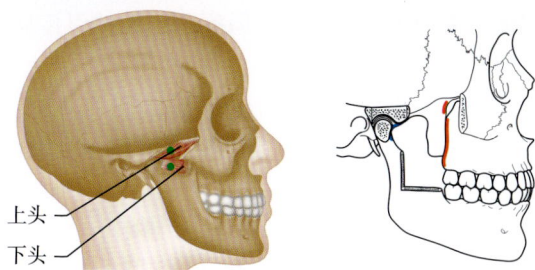

上头

下头

图 2-18　翼外肌解剖示意及激痛点位置

关节盘。

下头：下颌颈。

【神经支配】

三叉神经（Ⅴ）（下颌支）。

【肌肉作用】

在咀嚼时，使下颌骨前伸，并左右移动下颌骨（属于开口肌，双侧同时收缩做张口运动，一侧收缩使下颌移向对侧，译者注）。

【功能性运动】

在日常活动中，如参与完成咀嚼食物的动作。

【激痛点诱因】

嚼口香糖，磨牙，长时间的牙科治疗，压力，情绪紧张，下颌/咬合，咬指甲，吮吸拇指。

【激痛点引传痛模式（图 2-19）】

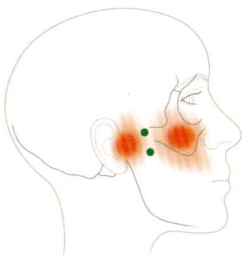

图 2-19　翼外肌激痛点及其引传痛区域

引传痛有两个疼痛区：①颞下颌关节部 1cm 大小的局部区域内；②颧弓处 3～4cm 大小的区域内。

【鉴别诊断】

颞下颌关节炎、颞下颌关节的解剖变异、三叉神经痛、带状疱疹，可出现类似于翼外肌激痛点引发的临床症状与体征，应注意鉴别。

43

【激痛点主治】

颞下颌关节病，颞下颌疼痛，咀嚼问题，耳鸣，鼻窦炎，下颌开合度减小，头痛，磨牙症，鼻窦炎疼痛，牙关紧闭，面颊刺痛。

【关联性激痛点】

颞下颌关节、寰枕关节面问题，颈部肌肉及咬肌、翼内肌、颞肌（前）、颧肌、颊肌、眼轮匝肌、胸锁乳突肌病症，在相应肌肉内生成的激痛点，可出现类似于翼外肌激痛点引发的引传痛模式。

十、翼内肌（Medial pterygoid）

希腊语 *pterygoeides*，指翼状的，拉丁语 *medialis*，指内侧的。这块肌肉所在位置和动作都与咬肌相关联，同时下颌头位于这两块肌肉之间（图 2-20）。

【肌肉起点】

深头：翼突外侧板的内

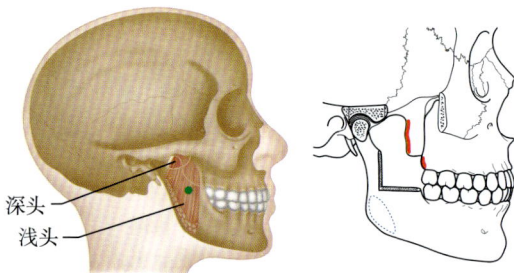

图 2-20　翼内肌解剖示意及激痛点位置

表面，腭骨锥突。

浅头：上颌结节与腭骨锥突。

【肌肉止点】

下颌支的内侧面和下颌角。

【神经支配】

三叉神经（V）（下颌支）。

【肌肉作用】

在咀嚼时，上提和左右

移动下颌骨。

【功能性运动】

在日常活动中,参与完成咀嚼食物的动作。

【激痛点诱因】

嚼口香糖、磨牙/磨牙症、长时间的牙科治疗;压力、情绪紧张;异常咬合、咬甲癖、吮拇癖;枕头不合适。

【激痛点引传痛模式】

引传痛扩散至颞下颌关节周围的局部区域,沿下颌支向锁骨广泛散射(图 2-21)。

【鉴别诊断】

颞下颌关节病(TMJ)、耳鼻咽喉科疾病、胃肠道系

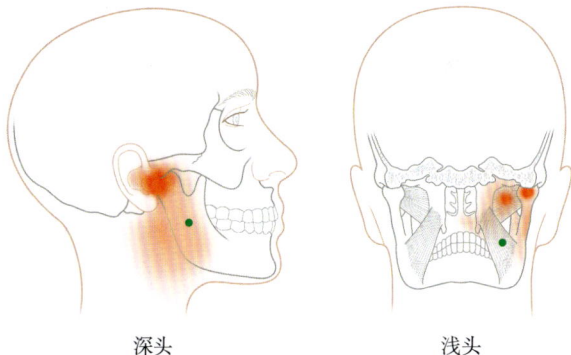

深头　　　　　　　　浅头

图 2-21　翼内肌激痛点及其引传痛区域

统疾病引起的牵涉痛[如巴雷特食管(因本病可出现反复发作的下段胸骨后疼痛和烧灼感,疼痛可放射至颈部、肩胛部或双臂。译者注)]、磨牙症等病症,均可出现类似于翼内肌激痛点引发的临床症状和体征,应注意鉴别。

【激痛点主治】

咽喉痛、口腔痛、吞咽痛;颞下颌关节病(这里指与翼内肌激痛点有关的症状与体征。译者注)、下颌闭锁、无法充分地打开下颌;耳鼻喉痛症、过度牙科治疗;咬合时颞下颌关节痛、磨牙症、耳闭塞感。

【关联性激痛点】

咬肌、颞肌、翼外肌、舌肌、二腹肌、胸锁乳突肌、头长肌/颈长肌、颈阔肌、锁骨筋膜、颧肌、颊肌、腭帆张肌、咽鼓管咽肌肌内激痛点，可出现类似于翼内肌激痛点的引传痛模式。

十一、颈阔肌（Platysma）

希腊语 *Platysma*，指宽阔的、扁平的。该肌肉在赛跑者完成一场艰苦的比赛时可能会显得很突出（图 2-22）。

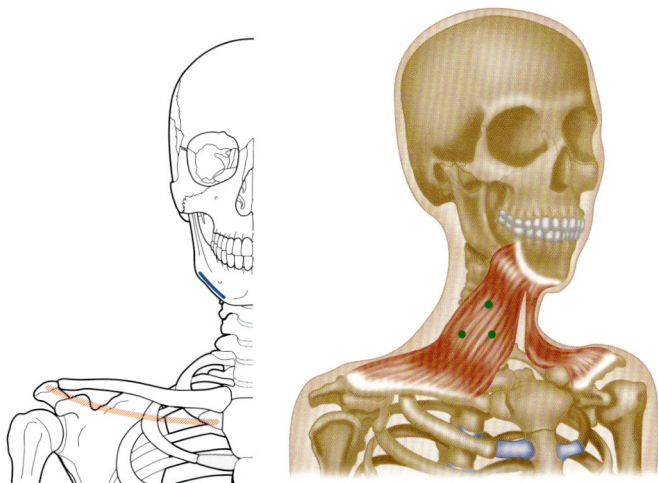

图 2-22　颈阔肌解剖示意及激痛点位置

【肌肉起点】

起自胸部上 1/4 的皮下筋膜（即覆盖胸大肌和三角肌的筋膜）。

【肌肉止点】

颌及颏的皮下筋膜和肌肉，下颌骨下缘。

【神经支配】

面神经（Ⅶ）（颈支）。

【肌肉作用】

将嘴角向下拉；将胸部皮肤向上拉。

【功能性运动】

在日常活动中，参与完成在突然被惊吓时产生惊吓反应的动作。

【激痛点诱因】

异常的姿势，做表情中引起的面痛（如恐怖和惊讶），抽搐，做夸张的表情，年龄，遗传因素。

【激痛点引传痛模式】

引传痛可扩散至脸颊、颏、下颌骨，以及锁骨正上方（图 2-23）。

【鉴别诊断】

检看是否存在姿势不良、面神经（Ⅶ）损伤等可出现类似于颈阔肌激痛点引发的临床症状和体征，应注意鉴别。

【激痛点主治】

侧面和同侧下颌骨下支的刺痛感或半侧面部的疼痛。颈阔肌激痛点通常会在胸锁乳突肌上方出现，锁骨端的激痛点可传到前胸部而出现热刺痛感。

【关联性激痛点】

胸锁乳突肌和斜角肌肌内激痛点，会出现类似于颈阔肌激痛点的引传痛模式。

十二、二腹肌（Digastric）

拉丁语 *digastricus*，指有两个（肌肉）腹（图 2-24）。

【肌肉起点】

前腹：起自下颌下缘内侧的二腹肌窝。

后腹：起自颞骨乳突内侧的乳突切迹。

【肌肉止点】

舌骨体，中间腱借助筋膜悬吊在舌骨体上（两个肌

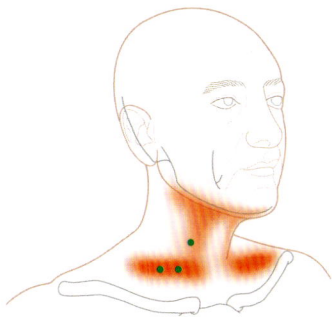

图 2-23　颈阔肌激痛点及其引传痛区域

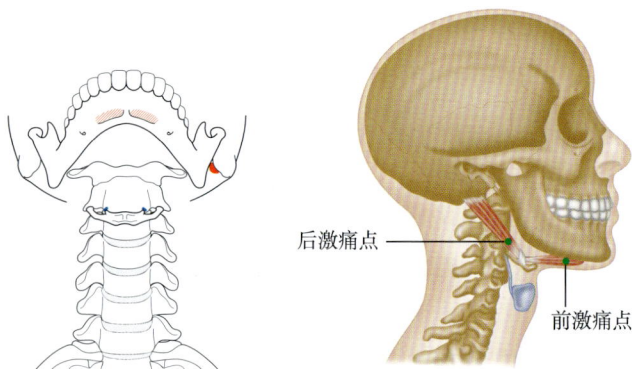

图 2-24 二腹肌解剖示意及激痛点位置

腹通过中间腱相连，中间腱借助筋膜形成的滑车系于舌骨。译者注）。

【神经支配】

前腹：下颌舌骨肌神经，来自三叉神经（Ⅴ，下颌支）。

后腹：面神经（Ⅶ，二腹肌支）。

【肌肉作用】

前腹：上提舌骨。通过下拉下颌骨张开口。

后腹：向上和向后拉动舌骨。

【功能性运动】

在日常活动中，如在突然被惊吓时产生惊吓反应的动作。

【激痛点诱因】

头前伸姿势/上交叉式（肩颈周围紧张的肌肉所在的连线与激活不充分肌肉所在的连线呈交叉状，故而得名"上交叉"。译者注）；咬合力差和/或紧咬牙关/磨牙癖（磨牙症）；挥鞭伤；打电话时用下颌夹电话；演奏乐器（如小提琴或管乐器）。

【激痛点引传痛模式（图 2-25）】

前激痛点：疼痛可散射到 4 颗下切牙、舌头和嘴唇，偶尔波及颈部。

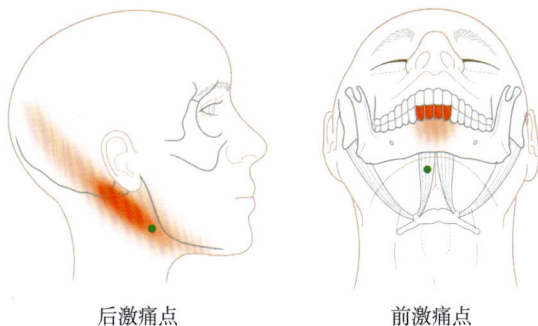

后激痛点　　　　　　　前激痛点

图 2-25　二腹肌激痛点及其引传痛区域

后激痛点：引发乳突周围 2cm 处出现强烈痛区，可隐约波及颏和咽喉，偶尔可散射至头皮。

【鉴别诊断】

牙齿问题如咬合不正和舌骨、甲状腺、胸腺疾病、鼻窦炎、颈动脉问题等病症或情况，可表现出类似于二腹肌激痛点引发的临床症状和体征，应注意鉴别。

【激痛点主治】

咽喉痛，牙痛（4 颗下切牙），头痛，下颌痛，肾小管酸中毒，长时间/大量的牙科治疗（视物模糊和眩晕），张口度降低，吞咽困难，发声/歌唱问题。

【关联性激痛点】

胸锁乳突肌、胸骨甲状肌、下颌舌骨肌、茎突舌骨肌、颈长肌、头长肌、颏舌骨肌、颞肌、颈椎、咬肌内生成的激痛点，可引发类似于二腹肌激痛点的引传痛模式。

十三、肩胛舌骨肌（Omohyoid）

希腊语 *omos*，指肩；*hyoeides*，指形状像希腊字母 *upsilon*（υ）（*upsilon* 指希腊字母表里的第十二个字母 υ。译者注）（图 2-26）。

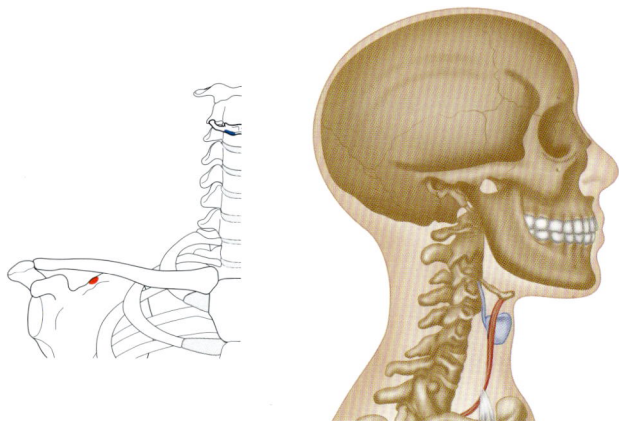

图 2-26　肩胛舌骨肌解剖示意及激痛点位置

【肌肉起点】

下腹:肩胛骨内侧肩胛骨上缘。

上腹:中间腱。

【肌肉止点】

下腹:中间腱。

上腹:胸骨下缘,胸骨舌骨肌止点的外侧。

注意:中间腱通过颈筋膜吊带固定在锁骨和第 1 肋骨上。

【神经支配】

$C_{1\sim3}$ 的腹侧支(通过颈袢)(肩胛舌骨肌由颈袢 $C_{1\sim3}$ 神经支配,其中颈袢 C_1 支配上腹,颈袢 $C_{2\sim3}$ 支配下腹。译者注)。

【肌肉作用】

下拉并固定舌骨。

【激痛点诱因】

舌系带过短(结舌),通气过度,吸烟,吞咽困难,第 1 肋骨综合征。

【激痛点引传痛模式】

该肌肉周围的小片区域,并散射到下颌外侧、前额、肩膀、手臂和手掌(图 2-27)。

【鉴别诊断】

半侧面肌瘫痪、中风、舌灼热痛(灼口综合征是以舌

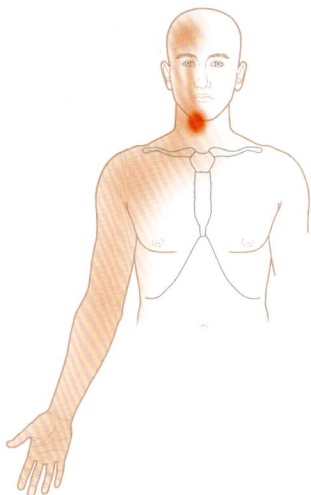

图 2-27 肩胛舌骨肌激痛点及其引传痛区域

【激痛点主治】

舌相关的疼痛，吐弄舌，臂丛神经压迫症（原著中有 function in pairs，经与作者沟通删除。译者注）。

【关联性激痛点】

其他舌骨下肌群（包括胸骨舌骨肌、甲状舌骨肌、胸骨甲状肌）中的任何一块肌肉（因所有舌骨下肌群均与舌骨近端相连）内的激痛点，均可表现出类似于肩胛舌骨肌激痛点的引传痛模式。

十四、颈长肌（Longus colli）

拉丁文 *Longus*，指长的；*Colli*，指颈、脖子。颈长肌可分为上斜部、下斜部和（中间）垂直部三部分，是椎前肌中最大的一块肌肉（亦是颈前肌中最深的一块肌肉，位于脊柱前面，中间宽，两头窄。译者注）（图 2-28）。

【肌肉起点】

上斜部：$C_{3\sim5}$ 横突。

部为主要发病部位，以烧灼样疼痛为主要表现的一组综合征，常不伴有明显的临床及病理损害，其主要发生在舌前 2/3 区域，也可累及唇、牙龈等部位，此外，患者亦可表现为疼痛不适、口干、麻木、味觉障碍等其他口腔感觉异常。译者注）等，均可出现类似于肩胛舌骨肌激痛点引发的临床症状和体征，应注意鉴别。

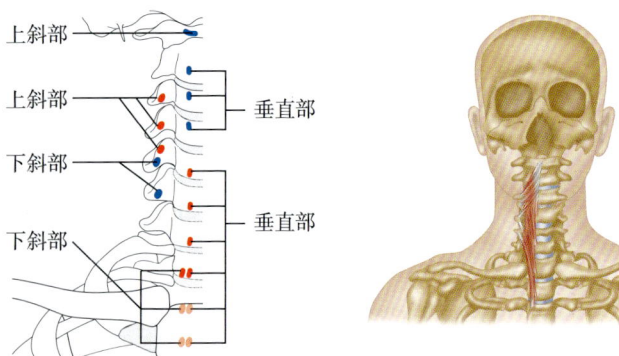

图 2-28　颈长肌解剖示意及激痛点位置

下斜部：T_1、T_2 可能还有 T_3 椎体的前面。

垂直部：$T_{1\sim3}$ 和 $C_{5\sim7}$ 椎体的前面。

【肌肉止点】

上斜部：寰椎前弓。

下斜部：$C_{5\sim6}$ 横突。

垂直部：$C_{2\sim4}$ 横突。

【神经支配】

颈神经的腹侧支（$C_{2\sim6}$）。

【肌肉作用】

使颈部向前和侧向弯曲，向对侧轻微旋转。

【功能性运动】

在日常活动中，颈长肌可调控颈部屈曲运动并保证其活动的质量。

【激痛点诱因】

挥鞭相关的障碍（WAD）；用双侧颈长肌来减缓颈部伸展的动作，用单侧颈长肌来减缓颈部向同侧旋转及侧伸的动作；与职业和运动相关的（不适当的）颈部运动，颈椎间盘疾病伴颈椎前凸消失。

【激痛点引传痛模式】

引传痛涉及范围大，可波及面部、咽喉和上胸部。但通常是模糊或不具体（不明确）的疼痛（图 2-29）。

【鉴别诊断】

颈椎间盘疾病、挥鞭相关的障碍、甲状腺疾病、甲状

于颈长肌激痛点的引传痛模式。

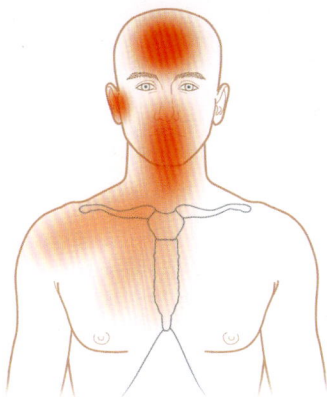

图 2-29　颈长肌激痛点及其引传痛区域

旁腺疾病、颈椎小关节病等均可出现类似于颈长肌激痛点引发的临床症状和体征，应注意鉴别。

【激痛点主治】

颈前部、面部疼痛；疼痛横穿过患侧上胸部并传至同侧三角肌，胸部有紧绷感；局部疼痛常被描述为椎骨水平处一种深在、尖锐的细线样痛感，并向上传至同侧的眼睛。

【关联性激痛点】

相关颈前肌、胸锁乳突肌肌内激痛点，可出现类似

十五、头长肌 (Longus capitis)

拉丁语 *longus*，指长的；*capitis*，指头的。头长肌位于颈上斜肌纤维的前方（图 2-30）。

【肌肉起点】

第 3 至第 6 颈椎横突（$C_{3\sim6}$）。

【肌肉止点】

枕骨基底部下表面。

【神经支配】

颈神经的腹侧支［$C_{1\sim3}$，（C_4）］。

【肌肉作用】

使头部前屈。

【功能性运动】

在日常活动中，头长肌调控颈部的屈曲运动，并保证其运动的质量。

【激痛点诱因】

姿势不良，挥鞭引起的相关障碍，眼镜不合适，佩戴颈托，上交叉姿势，与年龄有关

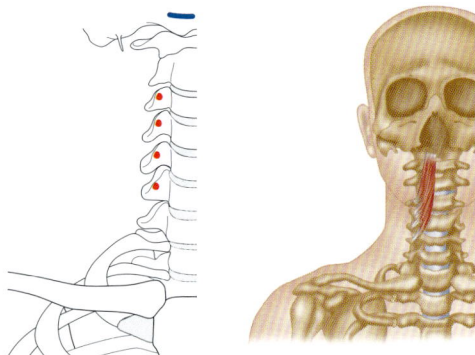

图 2-30　头长肌解剖示意及激痛点位置

的颈椎疾病,颈椎前凸消失。

【激痛点引传痛模式】

特定的引传痛模式在文献中没有报道,但一般认为可能会引起喉部、颈前部疼痛,有时还会引起口腔内疼痛(图 2-31)。

【鉴别诊断】

颈椎间盘病症、甲状腺疾病、甲状旁腺疾病及颈椎小关节疾病,均可出现类似于头长肌激痛点引发的临床症状和功能障碍,应注意鉴别。

【激痛点主治】

颈前部疼痛。

【关联性激痛点】

颈长肌和椎前肌、胸锁

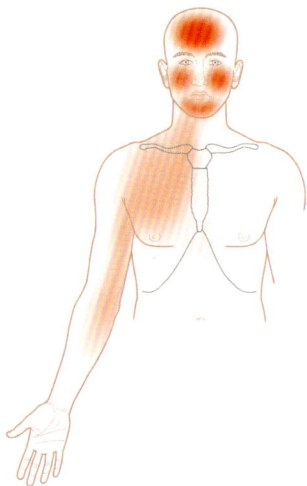

图 2-31　头长肌激痛点及其引传痛区域

乳突肌(SCM)内的激痛点,均可出现类似于头长肌激痛点的引传痛模式。

十六、斜角肌（Scalenes）

希腊语 *scalenos*，指不平坦的。

拉丁文 *anterior*，指前面的；*medius*，指中间的；*post-erior*，指后面的（图 2-32）。

【肌肉起点】

前斜角肌：第 3 至第 6 颈椎横突前结节（$C_{3\sim6}$）。

中斜角肌：$C_{2\sim7}$ 横突。

后斜角肌：$C_{4\sim6}$ 横突后结节。

【肌肉止点】

前斜角肌：前斜角肌结

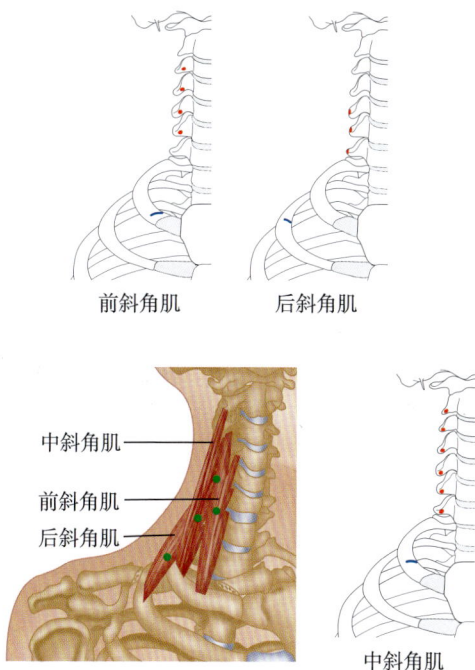

前斜角肌　　后斜角肌

中斜角肌

图 2-32　斜角肌解剖示意及激痛点位置

节和第 1 肋骨的上表面。

中斜角肌:第 1 肋骨的上表面,在锁骨下动脉的凹槽后面。

后斜角肌:第 2 肋骨的上表面。

【神经支配】

前斜角肌:颈神经($C_{4\sim7}$)的腹侧支。

中斜角肌:颈神经($C_{3\sim7}$)的腹侧支。

后斜角肌:颈下神经($C_{5\sim7}$)的腹侧支。

【肌肉作用】

两侧肌肉同时作用时:使颈前屈;主动呼吸的吸气时,可上提第 1 或第 2 肋骨。

一侧肌肉作用时:使颈侧屈并旋转头部。

【功能性运动】

在日常活动中,斜角肌作为主要的吸气肌以协助完成吸气的动作。

【激痛点诱因】

焦虑,压力,枕头高度不适,慢性肺部问题,吸烟,举重/支撑,过敏,吹管乐器,肾

小管酸中毒。

【激痛点引传痛模式(图 2-33)】

前斜角肌:持续疼痛,散射到胸部至乳头。

中斜角肌:疼痛散射到手臂的前后至拇指和示指。

后斜角肌:疼痛散射到肩胛骨的上内侧缘。

【鉴别诊断】

臂丛神经、锁骨下血管、颈椎间盘($C_{5\sim6}$)病症,胸廓出口综合征、心绞痛及腕管综合征,斜方肌上部肌束、胸锁乳突肌及头夹肌病症等,均可出现类似于斜角肌激痛点引发的临床症状和体征,应注意鉴别。

【激痛点主治】

背部/肩部/手臂疼痛,胸廓出口综合征,斜角肌综合征,手部水肿,幻肢痛,哮喘,慢性肺病,挥鞭症,不宁颈症[又称不宁颈综合征,一般认为其发病机制与不宁腿综合征(RLS)类似,可能是其一种变异类型。国际不宁

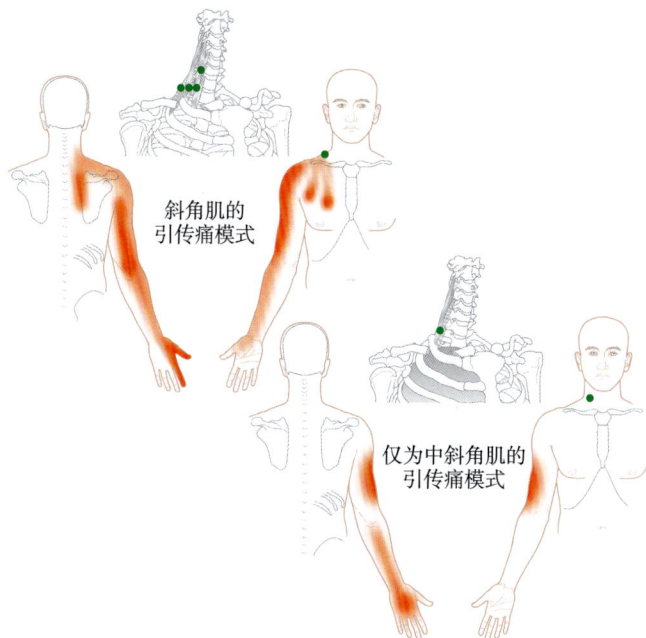

斜角肌的
引传痛模式

仅为中斜角肌的
引传痛模式

图 2-33　斜角肌激痛点及其引传痛区域

腿综合征研究组（IRLSSG）的诊断标准提出不宁腿综合征的受累部位不局限于下肢，也包括了除下肢以外的身体其他部位。有研究者发现，临床中部分患者并没有出现下肢症状，但表现出身体其他部位受累，这部分患者常难以明确诊断，如不宁头、不宁颈、不宁臂、不宁腹、不宁生殖器、不宁口综合征等。不宁颈综合征主要表现为颈部和/或其他部位的不适感，如一种强烈的运动颈部的冲动，颈部出现蚁行感、牵涉感、酸胀感、灼热感、痉挛样疼痛或刺痛、麻木等，并且符合 RLS 的部分疾病特征，多在安静、夜间出现，运动后可缓解，多巴胺能制剂治疗有效。译者注]，易怒，通气过度综合征,惊恐症(惊恐发作)。

【关联性激痛点】

胸锁乳突肌、肩胛提肌、颈阔肌肌内激痛点,可出现类似于斜角肌激痛点的引传痛模式。

十七、胸锁乳突肌(Sternocleidomastoid)

希腊语 *sternon*,指胸部;*kleis* 指钥匙(本意指钥匙、钉子、小棒子之类的东西,原指古代所使用的钩状钥匙。锁骨像一颗钉子或棒子将肩胛骨锁住,因而得名。译者注);*mastoeides*,指形状像乳的。

这块肌肉是一块长长的带状肌肉,有两个头。它有时会在出生时受伤,部分会被纤维组织所取代,从而收缩产生斜颈(颈部扭曲)(图 2-34)。

【肌肉起点】

胸骨头:胸骨柄前面。

锁骨头:锁骨内侧 1/3 骨面。

【肌肉止点】

胸骨头:枕骨颈上线的外侧半部分。

锁骨头:颞骨乳突的外表面。

【神经支配】

副神经(XI)和颈神经腹侧支的分支 $C_{2\sim4}$。

【肌肉作用】

两侧肌肉收缩:将头向

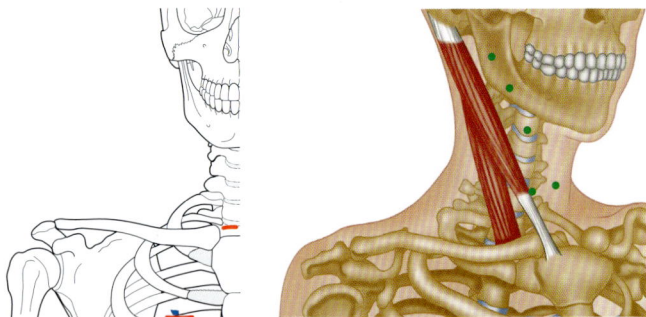

图 2-34　胸锁乳突肌解剖示意及激痛点位置

前(前伸);上提胸骨;深吸气时上提肋骨。

单侧肌肉收缩:使头向同侧屈曲;将头旋转到对侧。

【功能性运动】

在日常活动中,胸锁乳突肌参与完成如转头、从枕头上抬起头的动作。

【激痛点诱因】

焦虑,压力,枕头高度不适,过敏,举重,肾小管酸中毒,晕车,创伤,不当泳姿,衣物过紧,工作姿势和人机工程学因素。

【激痛点引传痛模式(图2-35)】

胸骨头:枕骨疼痛,向前放射至眉毛、脸颊和喉咙

(眼睛和鼻窦)。

锁骨头:额部头痛、耳痛、乳突疼痛(眩晕和空间意识障碍)。

【鉴别诊断】

三叉神经痛、面部神经痛、耳蜗前庭听觉障碍、(颈)淋巴结肿大,以及肩胛提肌、上斜方肌、头夹肌病症等,均可出现类似于胸锁乳突肌激痛点引发的临床症状和体征,应注意鉴别。

【激痛点主治】

紧张性头痛,挥鞭症,颈部僵硬,非典型面部神经痛,宿醉性头痛,体位性(直立性)眩晕,交感神经系统异常变化引起的半侧面部症

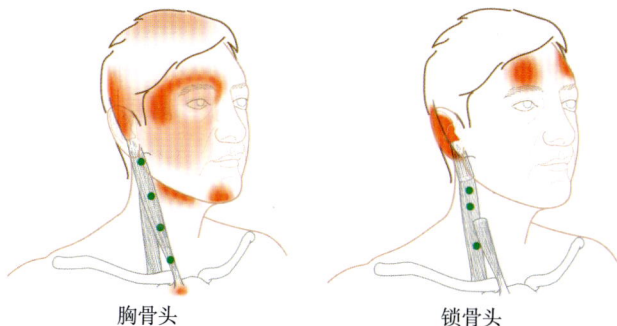

胸骨头　　　　　　　锁骨头

图 2-35　胸锁乳突肌激痛点及其引传痛区域

状,空间意识(感知力)下降,上睑下垂。与(激痛点)相关的(现有的)持续性咽干、咽痒咳嗽、鼻窦炎和慢性咽炎、眼泪增多并眼赤,一侧耳出现爆音(爆震性耳鸣),平衡障碍、开车时偏向一侧。

【关联性激痛点】

斜方肌、咬肌、颈阔肌、斜角肌、肩胛提肌、胸骨肌、颞肌、胸大肌肌内激痛点,可出现类似于胸锁乳突肌激痛点的引传痛模式。

十八、枕下肌群 (Suboccipital group)

枕下肌群位于颈部深处,在头半棘肌、头最长肌和头夹肌的前部。肌肉群围成了一个三角形空间,称为枕下三角(图 2-36)。

(一)头后大直肌(Rectus capitis posterior major)

拉丁语,*rectus* 指直的;*capitis* 指 头 的;*posterior* 指

后部的;*major* 指较大的。

【肌肉起点】

枢椎棘突。

【肌肉止点】

枕骨外侧,下项线下方。

【神经支配】

枕下神经(第 1 颈神经 C_1 的背侧支)。

【肌肉作用】

使头后伸(后仰);将头转向同一侧。

【功能性运动】

在日常活动中,头后大直肌有助于控制抬头和过肩看的动作。

(二)头后小直肌(Rectus capitis posterior minor)

拉丁语 *rectus*,指直的;*capitis*,头的;*posterior*,后面的;*minor*,较小的。

【肌肉起点】

寰椎后结节。

【肌肉止点】

枕骨内侧下项线下方。

【神经支配】

枕下神经(第 1 颈神经 C_1 的背侧支)。

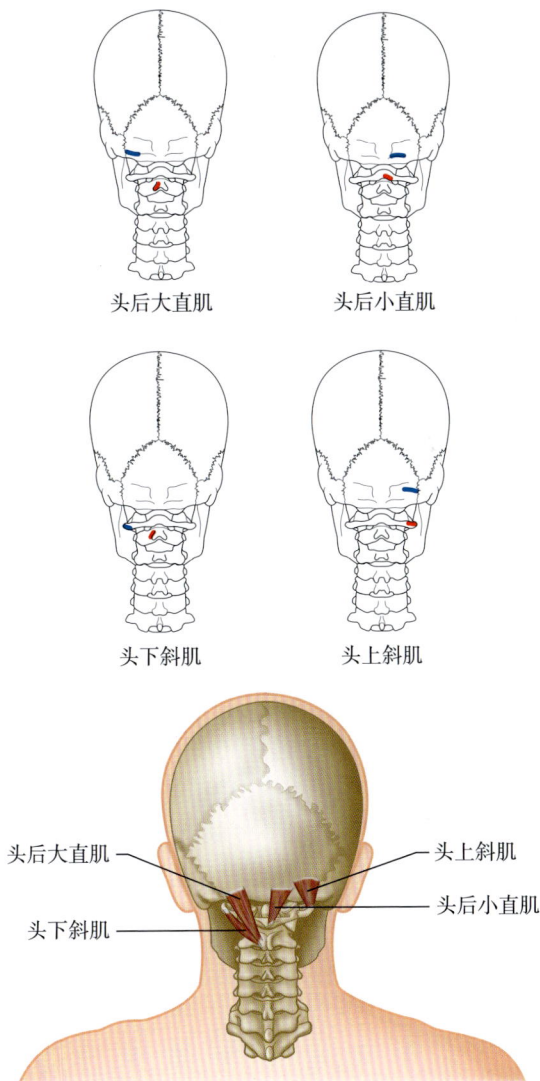

头后大直肌　　　　　　头后小直肌

头下斜肌　　　　　　　头上斜肌

图 2-36　枕下肌群解剖示意及激痛点位置

【肌肉作用】

使头后伸（后仰）。

【功能性运动】

在日常活动中，头后小直肌有助于控制向上观看（抬头）的动作。

（三）头下斜肌（Obliquus capitis inferior）

拉丁语 *obliquus*，指斜的倾斜的；*capitis*，指头的；*inferior*，指下部的。

【肌肉起点】

枢椎棘突。

【肌肉止点】

寰椎横突。

【神经支配】

枕下神经（第 1 颈神经 C_1 的背侧支）。

【肌肉作用】

在轴椎（枢椎）上旋转寰椎，从而将头转向同侧。

【功能性运动】

在日常活动中，使头部在转动时保持稳定。

（四）头上斜肌（Obliquus capitis superior）

拉丁文 *obliquus*，指斜的、倾斜的；*capitis*，指头的；*superior*，指上部的。

【肌肉起点】

寰椎横突。

【肌肉止点】

位于上项线和下项线之间的枕骨。

【神经支配】

枕下神经（第 1 颈神经 C_1 的背侧支）。

【肌肉作用】

后伸（后仰）头，使头向同一侧屈曲。

【功能性运动】

在日常活动中，有助于调控向上看（抬头）的动作。

（五）枕下肌群的激痛点与主治

【激痛点诱因】

职业性的人体工效学因素，眼镜不合适，过度使用电脑和手机屏幕造成眼睛疲劳，睡眠姿势不合适，脊柱侧弯，挥鞭综合征（WAD）。

【激痛点引传痛模式】

枕下区域的局部性深在性疼痛，并向背侧和腹侧散射；球后视神经炎（样）疼痛（图 2-37）。

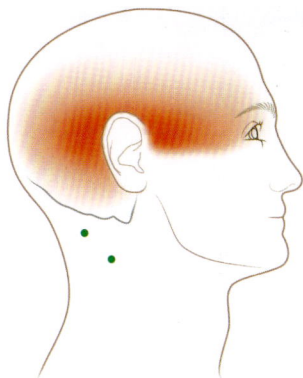

枕下肌群

图 2-37　枕下肌群激痛点及其引传痛区域

【鉴别诊断】

球后视神经炎、偏头痛、枕大神经痛（GON）、颈源性头痛、颈夹肌、枕额肌、上斜方肌病症等均可出现类似于枕下肌群激痛点引发的临床症状和体征，应注意鉴别。

【激痛点主治】

疼痛从后头部向眼部散射，太阳穴区的头痛（尤其是偏侧头痛），枕大神经（样）痛（GON）。

【关联性激痛点】

颈夹肌、头最长肌肌内激痛点，可出现类似于枕下肌群激痛点的引传痛模式（枕下肌群中每块肌肉的激痛点更有非常相似的引传痛模式。译者注）。

【附】激痛点与头痛

常见的头痛大致可分为三类：紧张性头痛、颈源性头痛（颈部引起的头部牵涉痛）和偏头痛。

以下是一些疾病相关的需要考虑的关键肌肉（图2-38）。

紧张性头痛：斜方肌、胸锁乳突肌、颞肌、咬肌和枕额肌。

颈源性头痛：头夹肌、颈夹肌、枕下肌群、颈长肌。

颞下颌关节痛：颞肌、咬肌、翼外肌。

颈部和肩部肌肉中的激痛点将伤害性信息传递到脊髓背角，可能是疼痛触发和/或维持机制的一部分。值得注意的是，三叉神经尾

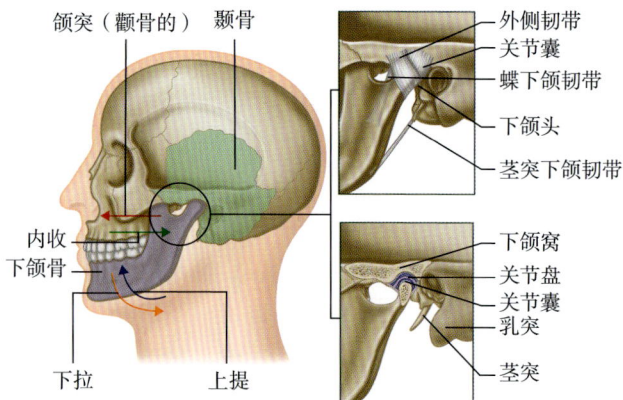

图 2-38　颞下颌关节（侧面观）解剖示意

核（被认为与偏头痛有关）经常波及颈部的 C_5 水平。

颞下颌关节痛：太阳穴/耳前疼痛。

鼻窦炎：眉骨和/或颧骨后方疼痛。

丛集性头痛：单侧眼内和眼周疼痛。

紧张性头痛：头部束带样疼痛。

偏头痛：单侧头痛，伴有恶心和视觉变化。

颈源性头痛：头顶和/或后头部疼痛（图 2-39，图 2-40）。

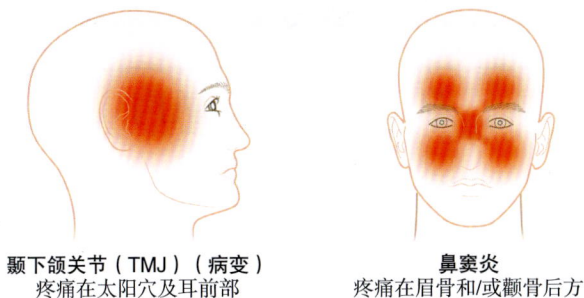

颞下颌关节（TMJ）（病变）
疼痛在太阳穴及耳前部

鼻窦炎
疼痛在眉骨和/或颧骨后方

图 2-39　颞下颌关节病症与鼻窦炎疼痛部位

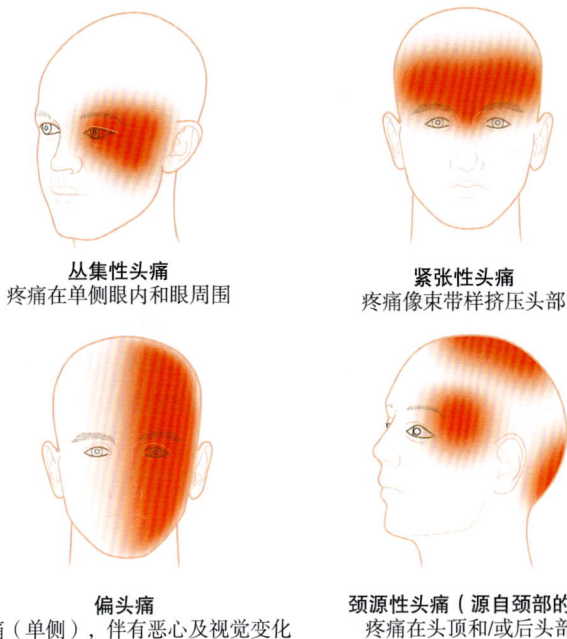

丛集性头痛
疼痛在单侧眼内和眼周围

紧张性头痛
疼痛像束带样挤压头部

偏头痛
头痛（单侧），伴有恶心及视觉变化

颈源性头痛（源自颈部的）
疼痛在头顶和/或后头部

图 2-40　丛集性头痛、紧张性头痛、偏头痛与颈源性头痛的疼痛部位

（武家竹、李泓涛、李桂平　译，杜元灏　审校）

第3章

躯干与脊柱部肌肉

与颈部情况类似,生活方式类因素往往容易引发或维持脊柱和躯干部的激痛点。这些因素包括长时间保持不良姿势(图 1-4 的睡眠姿势;图 1-5 的职业性姿势,坐着时头偏向一侧或不正确的人体工效学,如看电脑屏幕的角度不正确,或将文件放在身旁一边来看),精神和情绪压力。激痛点很少孤立发生,通常在主动肌、拮抗肌和固定肌之间存在着推拉式协同关系。脊柱部位常见的激痛点位置就在斜方肌上。其形状和位置决定了它必须经常承受来自重量的压力(例如背肩包),并且容易受到鞭打样损伤。另外,还要考虑到菱形肌和胸大肌。

竖脊肌的激痛点可以引起整个背部的疼痛,疼痛会扩散到腰、骨盆、胸部和腹部。

腰痛被认为是最常见的疼痛之一。急性腰痛对激痛点疗法反应良好,但慢性疼痛更棘手,涉及多达 12 个肌肉群。然而,几乎所有腰痛病例都涉及腰方肌、臀中肌、髂腰肌和腹直肌。

一、竖脊肌(骶棘肌)[Erector spinae (Sacrospinalis)]

拉丁语 *erector*,指建造者;*spinae*,指脊椎。

竖脊肌,也叫骶棘肌,由三组平行排列的肌肉组成。从外侧到内侧依次为:髂肋肌、最长肌和棘肌(图 3-1,图 3-2)。

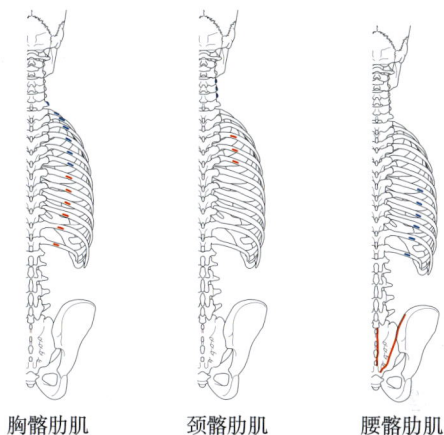

胸髂肋肌　　　　　颈髂肋肌　　　　　腰髂肋肌

图 3-1　竖脊肌（髂肋肌）解剖示意

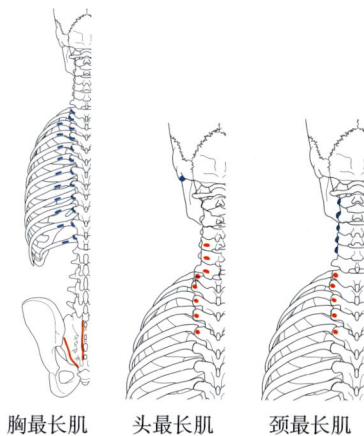

胸最长肌　　　　　头最长肌　　　　　颈最长肌

图 3-2　竖脊肌（最长肌）解剖示意

【肌肉起点】

起于骶骨的肌束,髂嵴,椎骨的棘突和横突,肋骨。

【肌肉止点】

肋骨、椎骨横突和棘突、枕骨。

【神经支配】

颈、胸、腰脊神经的背侧支。

【肌肉作用】

伸展和侧弯脊椎(即向后和侧向屈曲)。有助于在直立位和坐位保持脊柱的正确生理曲度。行走时可稳定骨盆上的脊椎。

【功能性运动】

保持背部挺直(维持生理曲度),从而维持正确的姿势。

【激痛点诱因】

不良的姿势,演奏乐器,仰着头趴在地上,戴不合适的眼镜,上交叉模式,驼背,脊柱侧弯,磨损和撕拉,冷气流/吹空调,椎骨对齐出现问题,某些运动(如射箭),衬衫/领带过紧,沮丧(应指心

情抑郁时低头弯腰的姿势。译者注)。

【激痛点引传痛模式(图3-3)】

胸椎部—髂肋肌:①疼痛向内侧朝着脊柱散射,向前方则朝着腹部扩散;②疼痛向臀部和骶髂区散射。

腰椎部—髂肋肌:疼痛引传到臀中部。

棘肌:常表现出与多裂肌相同的引传痛模式。

【鉴别诊断】

心绞痛、内脏痛;神经根病症;韧带、椎间盘、骶髂关节引起的疾病;梨状肌病症;主动脉瘤、内脏病症、占位性病变、盆腔炎等,均可出现类似于竖脊肌激痛点引发的临床症状和体征,应注意鉴别。

【激痛点主治】

腰痛(尤其是举重之后),脊椎活动范围减小,腰背痛,轻度的背痛常在白天活动结束之时变得更加严重(可能与活动量增加或疲劳有关。译者注)。

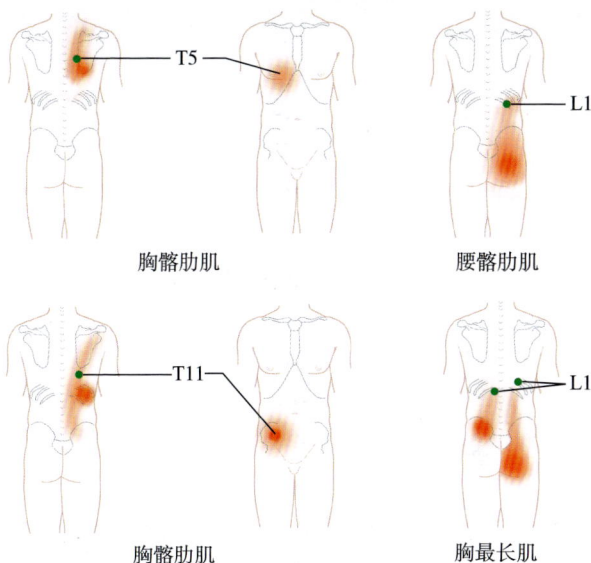

图 3-3　竖脊肌激痛点及其引传痛区域

【关联性激痛点】

胸大肌肌内激痛点可出现类似于竖脊肌激痛点的引传痛模式。

二、颈后肌（Posterior cervical muscles）

拉丁语 *longissimus*，指最长的；*Capitis*，指头的；*Semispinalis*，指半脊柱的；*cervicis*，指颈的（图 3-4）。

【肌肉起点】

头最长肌：$T_1 \sim T_5$ 横突。$C_5 \sim C_7$ 关节突。

颈半棘肌：$T_1 \sim T_6$ 横突。

头半棘肌：$C_4 \sim T_7$ 横突。

【肌肉止点】

头最长肌：颞骨乳突后部。

颈半棘肌：$C_2 \sim C_5$ 棘突。

头半棘肌：枕骨上、下项

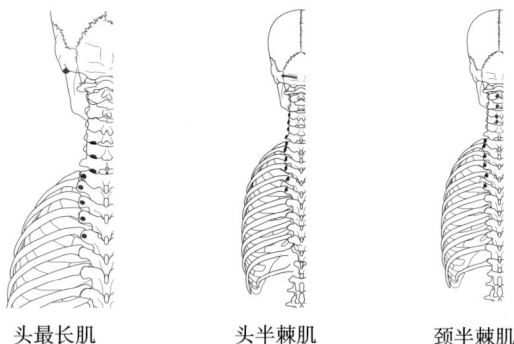

头最长肌　　　　头半棘肌　　　　颈半棘肌

图 3-4　颈后肌解剖示意及激痛点位置

线之间。

【神经支配】

头最长肌：中、下部颈神经（ $C_6 \sim C_8$ ）的背侧支。

颈半棘肌：胸神经和颈神经的背侧支。

头半棘肌：颈神经的背侧支。

【肌肉作用】

头最长肌：仰头和旋转头部。有助于保持直立和坐位胸椎和颈椎的生理曲度。

颈半棘肌：后伸胸椎和部分颈椎椎体。协助胸椎和颈椎旋转。

头半棘肌：头部最有力

的伸肌。协助旋转头部。

【功能性运动】

头最长肌：在日常活动中，保持上背部挺直（维持生理曲度）。

颈半棘肌和头半棘肌：在日常活动中，进行如抬头看、转头向后看的动作。

【激痛点诱因】

不良的姿势，演奏乐器，仰着头趴在地上，配戴不合适的眼镜，上交叉模式，驼背，脊柱侧弯，磨损，冷气流/吹空调，椎骨对齐出现问题，某些运动（如射箭），衬衫/领带过紧，沮丧（即低头弯腰姿势。译者注）。

【激痛点引传痛模式】

沿着纤维分布的几个区域，都可将疼痛辐射到头部、颅骨以及前额区（图 3-5）。

【鉴别诊断】

颈椎力学功能障碍、脊柱关节病、椎动脉综合征、第 1 肋椎关节功能障碍、风湿性多肌痛、类风湿关节炎、骨关节炎、强直性脊柱炎、佩吉特病（一种罕见的骨骼疾病，通常影响中老年人，特征是骨骼异常增生和破坏，可能导致骨骼变形和疼痛。译者注）、银屑病关节炎等疾病，可出现类似于颈后肌激痛点引发的临床症状和体征，应注意鉴别。

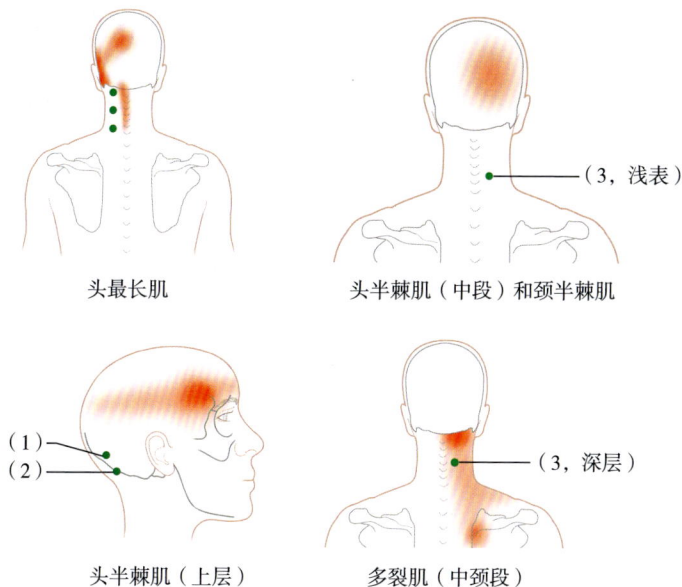

头最长肌

头半棘肌（中段）和颈半棘肌

（1）
（2）

头半棘肌（上层）

（3，深层）

多裂肌（中颈段）

图 3-5 颈后肌激痛点及其引传痛区域

【激痛点主治】

头痛,颈部疼痛和僵硬感,颈椎生理曲度变浅,枕下疼痛,颈部旋转受限(通常与长时间的职业性姿势有关);鞭击损伤;使用某些枕头时出现的疼痛;头皮"烧灼感"。

【关联性激痛点】

斜方肌、竖脊肌、颞肌、二腹肌、冈下肌、肩胛提肌、胸锁乳突肌、头夹肌、颈夹肌、枕下肌、枕肌、胸大肌等肌内激痛点,可出现类似于颈后肌激痛点的引传痛模式。

三、多裂肌与回旋肌（Multifidus and rotatores）（图 3-6）

（一）多裂肌（Multifidus）

拉丁语 *multi*,指多个的;*findere*,指分裂。

多裂肌是横突棘肌群的一部分,位于椎骨棘突和横突之间的沟中,在半棘肌和竖脊肌的深处。

【肌肉起点】

骶骨,竖脊肌起点,髂后上棘,L$_1$~L$_5$的乳状突(上

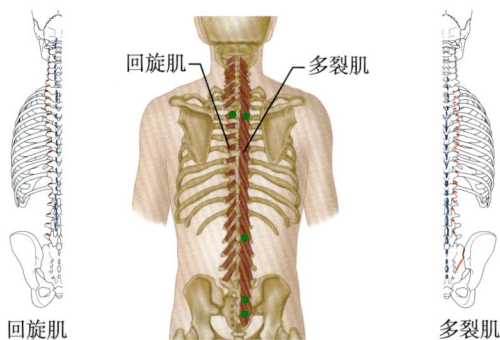

回旋肌　　　　　　　　　　　　多裂肌

图 3-6　多裂肌与回旋肌解剖示意及激痛点位置

关节突后缘), $T_1 \sim T_{12}$ 横突, $L_4 \sim L_7$ 关节突。

【肌肉止点】

$L_5 \sim C_2$ 椎骨棘突的基底部。

【神经支配】

脊神经的背侧支。

【肌肉作用】

在运动过程中,通过更加强大的表面动力源控制着每个椎关节(防止脊椎关节过度运动。译者注)。脊柱的伸展、侧屈和旋转。

(二)回旋肌(Rotatores)

拉丁语 *rota*,指车轮(引申为旋转,译者注)。

回旋肌是脊椎横突棘肌群中位置最深的肌肉。

【肌肉起点】

每个椎体的横突。

【肌肉止点】

上面毗邻椎体的棘突基底部。

【神经支配】

脊神经的背侧支。

【肌肉作用】

旋转脊椎,并协助伸展脊柱。

【功能性运动】

在站立位、坐位及各种运动中,有助于保持良好的姿势和脊椎的稳定性。

(三)多裂肌与回旋肌的激痛点与主治

【激痛点诱因】

不良姿势,演奏乐器,仰着头趴在地上,配戴不合适的眼镜,上交叉模式,驼背,脊柱侧弯,磨损与撕拉,冷气流/空调,脊椎对齐出现问题,某些运动(如射箭),衬衫/领带过紧,沮丧(低头弯腰姿势)。

【激痛点引传痛模式(图3-7)】

多裂肌:疼痛位于局部及辐射到腹前方。在 S_1 部位的激痛点可引起尾骨部疼痛。

回旋肌:疼痛局限于内侧。

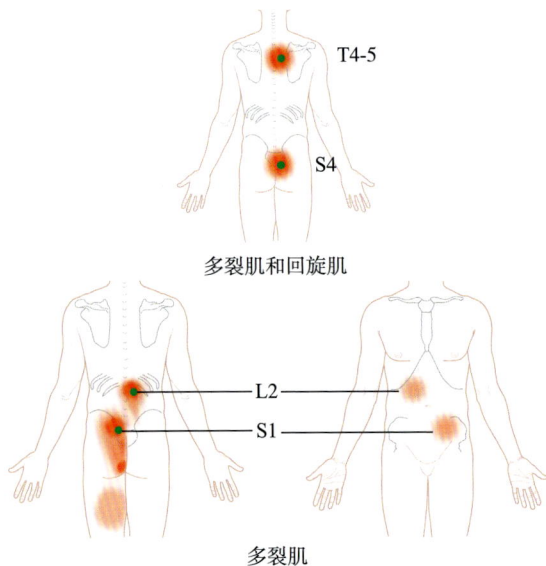

图 3-7　多裂肌与回旋肌激痛点及其引传痛区域

【鉴别诊断】

心绞痛,内脏痛;神经根病症;韧带、椎间盘源性及骶髂关节的病症;梨状肌病症;主动脉瘤(病理性扩张);内脏病症,占位性病变,盆腔炎性疾病等病症,均可出现类似于多裂肌与回旋肌激痛点引发的临床症状与体征,应注意鉴别。

【激痛点主治】

深层、持续性腰痛,椎体对齐出现问题,脊髓节段的易化(即中枢敏化)出现局限性脊柱旁红斑,尾骨痛。

【关联性激痛点】

胸大肌激痛点可表现出类似于多裂肌与回旋肌激痛点的引传痛模式。

四、头夹肌与颈夹肌（Splenius capitis and splenius cervicis）

希腊语 *splenion*，指绷带；拉丁语 *capitis*，指头的；*cervicis*，指颈的（图 3-8，图 3-9）。

【肌肉起点】

头夹肌：项韧带下部。C_7 和 $T_1 \sim T_4$ 棘突。

颈夹肌：$T_3 \sim T_6$ 棘突。

【肌肉止点】

头夹肌：颞骨乳突后部。上项线外侧，胸锁乳突肌附

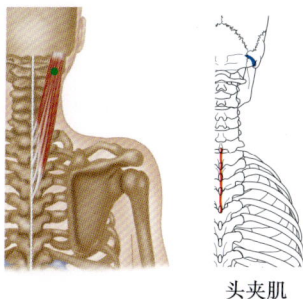

头夹肌

图 3-8　头夹肌解剖示意及激痛点位置

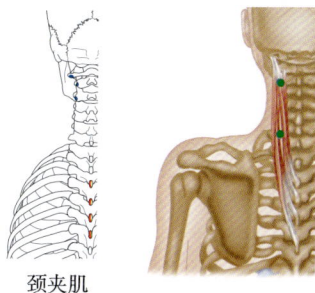

颈夹肌

图 3-9　颈夹肌解剖示意及激痛点位置

着点的深部。

颈夹肌：C_1～C_3横突后结节。

【神经支配】

头夹肌：中部颈神经的背侧支。

颈夹肌：下部颈神经的背侧支。

【肌肉作用】

双侧收缩时，使头颈伸展；单侧收缩时，使颈侧屈，向收缩肌肉的同一侧旋转头部。

【功能性运动】

在日常活动中，进行如向上看或者回头看的动作。

【激痛点诱因】

不良姿势，演奏乐器，仰着头趴在地上，配戴不合适的眼镜，上交叉模式，驼背，脊柱侧弯，磨损，吹冷风/空调，脊椎对齐出现问题，某些运动（如射箭），衬衫/领带过紧，沮丧（低头弯腰姿势）。

【激痛点引传痛模式】

头夹肌（图3-10）：颅骨顶点中央区出现3～5cm大

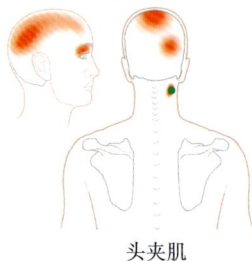

头夹肌

图 3-10　头夹肌激痛点及其引传痛区域

小的疼痛区域。

颈夹肌（图3-11）：①上部，枕部弥漫性疼痛，经颞区向同侧眼部放射；②下部，同侧颈后部疼痛。

【鉴别诊断】

非激痛点类型的头痛、第1肋骨功能障碍、斜颈、视力问题（视疲劳）、神经性病症、压力（应指肌肉受压引起的疼痛，如久担扁担引起头夹肌、颈夹肌损伤，称扁担肩。译者注）等病症，可出现类似于头夹肌与颈夹肌激痛点引发的临床症状与体征，应注意鉴别。

【激痛点主治】

头痛，颈痛，目痛，视物

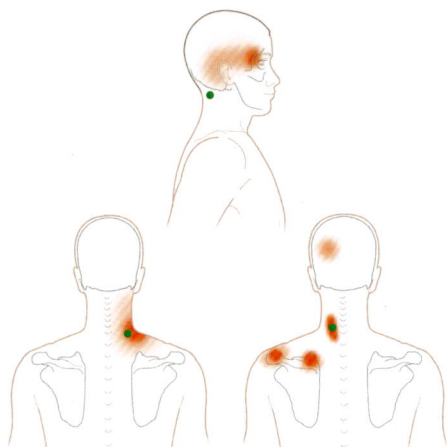

颈夹肌

图 3-11　颈夹肌激痛点及其引传痛区域

模糊（罕见），鞭击损伤，吹风引起的疼痛，体位性颈痛（职业性），颅骨"内部的"疼痛，颈部僵硬感，向同侧旋转的幅度下降。

【关联性激痛点】

斜方肌、胸锁乳突肌、咬肌、颞肌、多裂肌、头半棘肌、枕下肌、枕额肌、肩胛提肌、胸大肌肌内激痛点，可表现出类似于头夹肌与颈夹肌激痛点的引传痛模式。

五、肋间肌（Intercostals）

拉丁语 *inter*，指在……之间；*costa*，指肋骨；*externi*，指外部的；*interni*，指内部的。

在胸腔的每一侧各有 11 对肋间内肌和肋间外肌（图 3-12）。

【肌肉起点】

肋间外肌：肋骨的下缘。

肋间内肌：肋骨和肋软

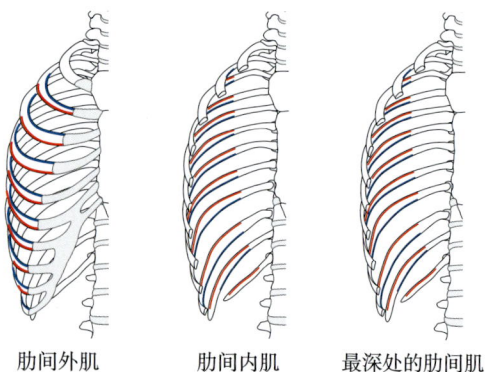

肋间外肌　　　　肋间内肌　　　最深处的肋间肌

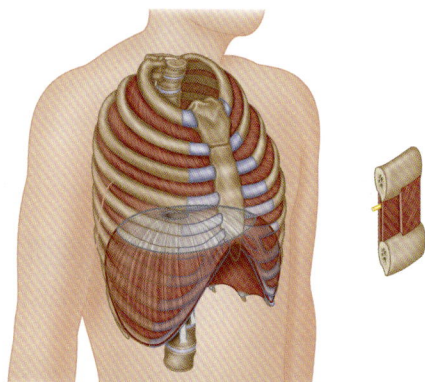

图 3-12　肋间肌解剖示意及激痛点位置

骨的上缘。

【肌肉止点】

肋间外肌：下一对肋骨的上缘（纤维斜向前和向下走行）。

肋间内肌：上一对肋骨的下缘（纤维朝着肋软骨斜向前和向上走行）。

【神经支配】

相应的肋间神经。

【肌肉作用】

在躯干的各种运动中收

缩以稳定胸腔。防止肋间隙在呼吸过程中鼓出或吸入。

【激痛点诱因】

慢性阻塞性肺疾病,哮喘,鞭击损伤,肋骨骨折,胸外科手术;呼吸问题;姿势不良,运动过度(划船、游泳)。

【激痛点引传痛模式】

疼痛向肋骨散射,通常在肋软骨边缘的前面(图3-13)。

【鉴别诊断】

运动性呼吸困难可引发肌筋膜激痛点的产生,其症状常被误认为是运动性哮喘。肺部病症(如胸膜炎),心脏病症(如心肌病);食管裂孔疝,胃痛;肋软骨炎,肋软骨非感染性炎症,神经痛等,均可出现类似于肋间肌激痛点引发的临床症状与体征,应注意鉴别诊断。

【激痛点主治】

慢性阻塞性肺疾病,哮喘,鞭击损伤,肋骨骨折,胸腔手术后,通气过度综合征。

【关联性激痛点】

腹横肌、腹斜肌、膈肌内的激痛点,可出现类似于肋间肌激痛点的引传痛模式。

六、上后锯肌 (Serratus posterior superior)

拉丁语 *serratus*,指锯齿状的;*posterior*,指后面的;*superior*,指上面的(图3-14)。

【肌肉起点】

项韧带的下部;C_7,T_1~T_3 棘突;棘上韧带。

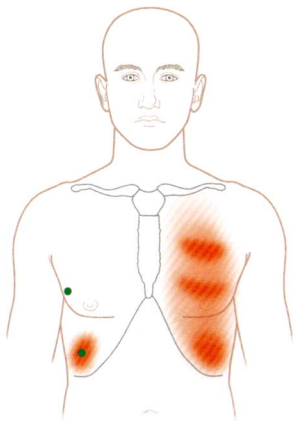

图 3-13　肋间肌激痛点及其引传痛区域

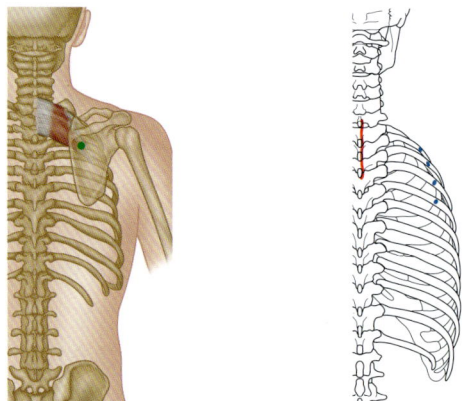

图 3-14　上后锯肌解剖示意及激痛点位置

【肌肉止点】

第 2～5 肋骨肋角的外侧面。

【神经支配】

上胸神经腹侧支 T_2～T_5。

【肌肉作用】

上提肋骨以助吸气（可能在用力吸气时）。

【激痛点诱因】

职业性因素，演奏乐器，自助式工作方式，人体工效学因素，漏斗胸（胸骨凹陷）。

【激痛点引传痛模式】

肩胛骨上区深层的疼痛，可能颇似中斜方肌表现出的症状，但可因呼吸而加重。疼痛向肩后部、向下至上肢和手臂后侧放射，偶尔向手的尺侧缘（第五指）放射（图 3-15）。

【鉴别诊断】

肩胛骨综合征、背阔肌激痛点、中斜方肌激痛点、颈源性疼痛等病症，可出现类似于上后锯肌激痛点引发的临床症状和体征，应注意鉴别。

【激痛点主治】

持续的肩胛深部疼痛，

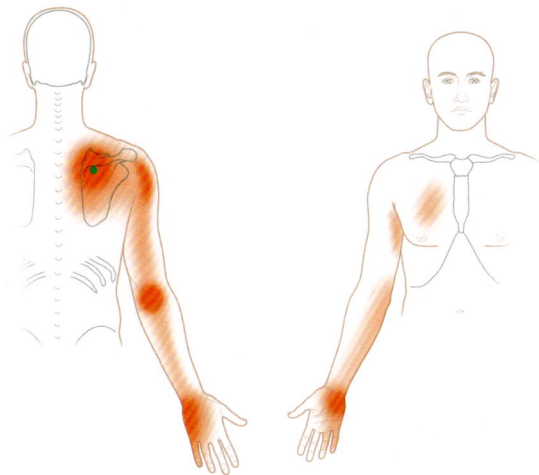

图 3-15　上后锯肌激痛点及其引传痛区域

侧躺时身体同侧疼痛，休息时（甚至不负重时）也会疼痛。当肩胛骨向后压迫到激痛点时，如举起伸展的手臂会增加疼痛，并出现活动困难。

【关联性激痛点】

前锯肌、膈肌、肋间肌、肩胛提肌、斜角肌、胸小肌肌内激痛点，可出现类似于上后锯肌激痛点的引传痛模式。

七、下后锯肌（Serratus posterior inferior）

拉丁语 *serratus*，指锯齿状的；*posterior*，指后面的；*inferior*，指下方的（图 3-16）。

【肌肉起点】

胸腰筋膜，在其与 T_{11}～T_{12} 和 L_1～L_3 棘突的附着处。

【肌肉止点】

第 9～12 肋骨的下缘。

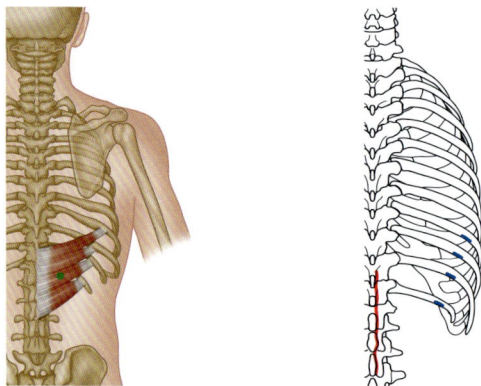

图 3-16　下后锯肌解剖示意及激痛点位置

【神经支配】

下胸神经的腹侧支（T_9～T_{12}）。

【肌肉作用】

有助于下肋向下和向后牵拉，对抗膈肌的（向上）拉力。

【激痛点诱因】

职业性与军事性工作，电脑游戏玩家，以及不挺拔的姿势；演奏乐器，比如弹吉他；用力过度，姿势不良；哮喘。

【激痛点引传痛模式】

第 8～12 肋下、外侧缘与胸腰交界处的背中部局限性深度疼痛（图 3-17）。

【鉴别诊断】

肾病、其他内脏病症、主动脉瘤、下围兜部位病症（下围兜指系在腰间的围兜，挂在脖子的围兜是上围兜，这里是指下肋部病症。译者注）等，均可出现类似于下后锯肌激痛点引发的临床症状与体征，应注意鉴别。

【激痛点主治】

慢性背中部疼痛，某些长时间姿势引起的疼痛。当进行肩胛骨向下靠近骨盆的方肌、膈肌内的激痛点,可出现类似于下后锯肌激痛点的引传痛模式。

八、膈肌 (Diaphragm)

希腊语 *dia*,指横过、穿过;*phragma*,指隔板,壁。膈肌是将胸腔和腹腔分开的扁薄肌肉与腱膜结构(图 3-18)。

【肌肉起点】

胸骨部:剑突后面。

肋部:下 6 对肋骨的内侧面及其肋软骨。

腰部:$L_{1\sim3}$;内、外侧弓

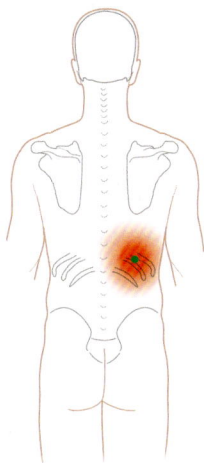

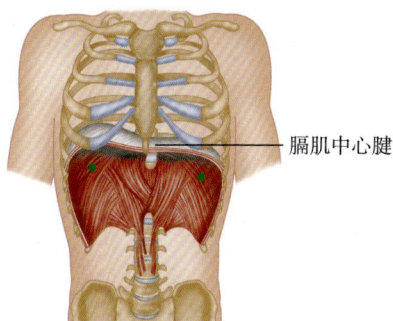

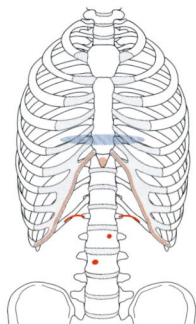

图 3-17 下后锯肌激痛点及其引传痛区域

运动时,疼痛会增加。

【关联性激痛点】

胸髂肋肌、胸最长肌、腰

膈肌中心腱

图 3-18 膈肌解剖示意及激痛点位置

状韧带。

【肌肉止点】

所有的肌束汇集并附着在一个中心肌腱上，也就是说，这块肌肉止于自身。

【神经支配】

膈神经（腹侧支）$C_{3\sim5}$。

【肌肉作用】

形成胸腔的底。吸气时将中心腱向下拉，从而扩大胸腔容积。

【功能性运动】

产生大约 60% 的呼吸能力（即指膈肌占所有呼吸肌功能的 60%，也就是为呼吸运动提供 60% 的动力。译者注）。

非呼吸功能：通过增加腹内压力，协助排出呕吐物、粪便和尿液；协助分娩。通过食管裂孔对食管施加压力，防止胃酸反流。

【激痛点诱因】

哮喘、妊娠（人工流产），情绪超负荷，腰椎间盘问题，跑步，职业性姿势，创伤，腹肌无力，腹部手术，焦虑和通气过度综合征，吸烟，弯腰驼背。

【激痛点引传痛模式（图 3-19）】

膈肌激痛点常向胸廓下口侧面肋弓区域与前胸正中区域散射，引起这些部位的深在疼痛。尤其在剧烈运动过程中，膈肌激痛点能引起肋下缘前外侧的深部引传痛，常被称为"胁部剧痛"，

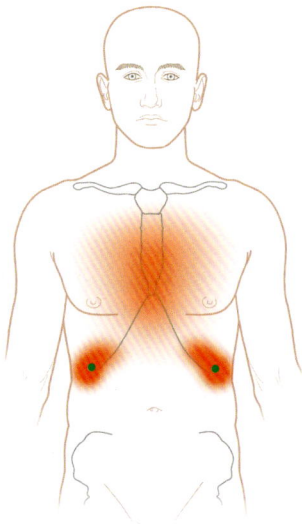

图 3-19　膈肌激痛点及其引传痛区域

如果继续运动,疼痛会加剧,休息可缓解。膈中央的激痛点会引起同侧肩上缘的引传痛;膈周边的激痛点可引起相邻肋缘的引传痛。需要注意的是,膈肌纤维中部的中心激痛点是无法触诊的,但膈肌肋骨部的附着激痛点可在胸廓下缘稍内侧检测到(原著中本项缺如,译者根据有关参考文献补充。译者注)。

【鉴别诊断】

以下疾病或情况,可表现出类似于膈肌激痛点引发的临床症状和体征,应注意鉴别。膈痉挛、消化性溃疡、胃食管反流、胆囊疾患(在右侧膈肌出现激痛点的情况下)、冠心病心绞痛及肺感染与占位性病变出现的胸部疼痛(译者注)。

【激痛点主治】

跑步时出现的"胁部突然剧痛"(类似于通常所说的岔气。译者注),心肺问题,焦虑症和通气过度综合征,哮喘,慢性阻塞性肺疾病。

【关联性激痛点】

前锯肌、肋间肌、上腹直肌、弓状韧带、腹斜肌肌内激痛点,可出现类似于膈肌激痛点的引传痛模式。

九、腹外斜肌 (External oblique)

拉丁语 *obliquus*,指斜的,倾斜的;*externu*,指外部的;*abdominis*,指腹部的/胃的。

腹外斜肌的后纤维通常被背阔肌覆盖,但在某些情况下二者之间存在间隙,即被称为腰(下)三角区(由髂嵴上缘、腹外斜肌后下缘和背阔肌前下缘围成,三角的底为腹内斜肌,表面仅覆以皮肤和浅筋膜而无肌肉覆盖,腰区深部脓肿可经三角穿破而出现于皮下。译者注),位于髂嵴上方。腰(下)三角是腹腔(后)壁的一个薄弱区(图3-20)。

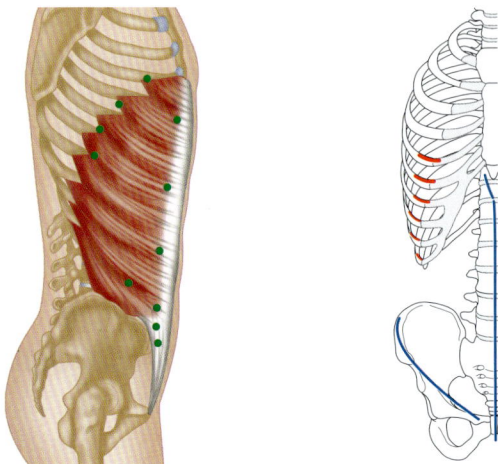

图 3-20　腹外斜肌解剖示意及激痛点位置

【肌肉起点】

肌束起自下部 8 对肋骨的外表面。

【肌肉止点】

髂骨的前半部分；腱膜止于腹白线。

【神经支配】

胸神经腹侧支 T_5～T_{12}。

【肌肉作用】

束紧腹部，有助于支撑腹部脏器对抗重力的牵拉。一侧的收缩使躯干向对侧弯曲，并使躯干向对侧旋转。

【功能性运动】

在日常活动中，进行如用铲子挖掘的动作。

【激痛点诱因】

直接创伤（通常源自过度运动），不良的仰卧起坐方法，长时间盘腿而坐，咳嗽，精神压力，可能还与背痛有关，术后（腹部）。

【激痛点引传痛模式（图 3-21）】

内脏躯体痛（是一种相关内脏和体壁疼痛相互作用的表现，如间质性膀胱炎与

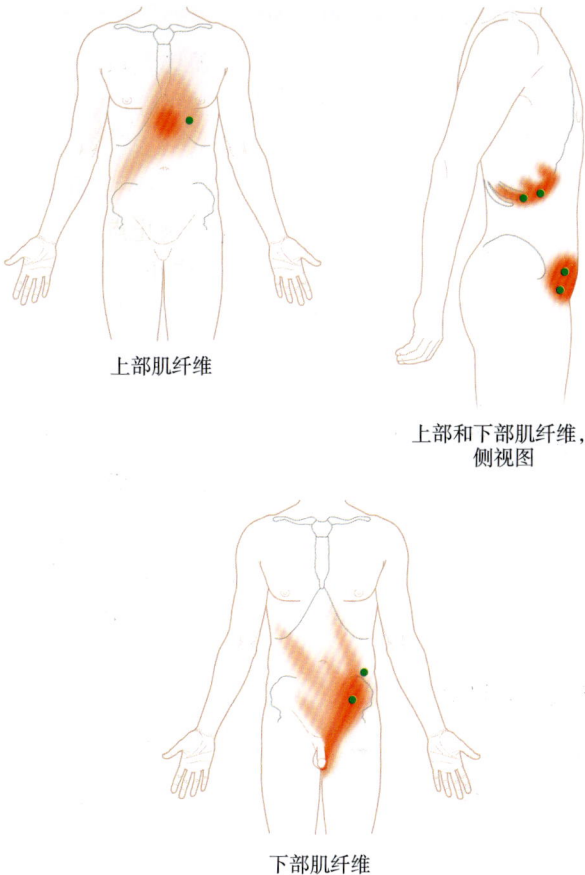

上部肌纤维

上部和下部肌纤维,
侧视图

下部肌纤维

图3-21 腹外斜肌激痛点及其引传痛区域

耻骨上体壁疼痛有关。译者注)。

胸廓下缘(激痛点):疼痛引传至腹部(引起腹痛)并散射到胸部。

下外侧(激痛点):引发睾丸疼痛;局部疼痛。

耻骨边缘(激痛点):引

发膀胱痛；尿频/尿潴留；腹股沟区疼痛。

【鉴别诊断】

以下疾病可出现类似于腹外斜肌激痛点引发的临床症状和体征，应注意鉴别。内脏病症包括肾、肝、胰腺疾病和憩室病，结肠炎，阑尾炎，食管裂孔疝，腹膜疾病如盆腔炎性疾病，以及卵巢、膀胱病症。

【激痛点主治】

腹部痛及压痛，腹股沟区疼痛，睾丸痛，膀胱痛，恶心，腹绞痛，痛经，腹泻，内脏躯体痛，肠易激综合征，下交叉综合征，小儿尿床。

【关联性激痛点】

腹横肌、腹内斜肌、腹直肌、锥状肌的激痛点，可出现类似于腹外斜肌激痛点的引传痛模式。

十、腹横肌（Transversus abdominis）

拉丁语 *transversus*，指横穿、横向的；*abdominis*，指腹部/胃的（图 3-22）。

【肌肉起点】

髂嵴前部 2/3，腹股沟韧带外侧 1/3，胸腰筋膜，胸廓下部 6 对肋骨的肋软骨。

【肌肉止点】

腱膜止于腹白线、耻骨嵴和耻骨肌线（股骨粗线内侧唇向上内延续终于小转子的一条线，有耻骨肌附着。译者注）。

【神经支配】

胸神经腹侧支，$T_{7\sim12}$ 和 L_1。

【肌肉作用】

束紧腹部，协助支撑腹部脏器对抗重力的牵拉。

【功能性运动】

在日常活动中，有助于保持良好的姿势，如在用力呼吸、打喷嚏、咳嗽时起重要作用。

【激痛点诱因】

直接创伤（通常源于过度的体育运动），不良的仰卧起坐方法，盘腿久坐，咳嗽，精神压力，术后（腹部），可

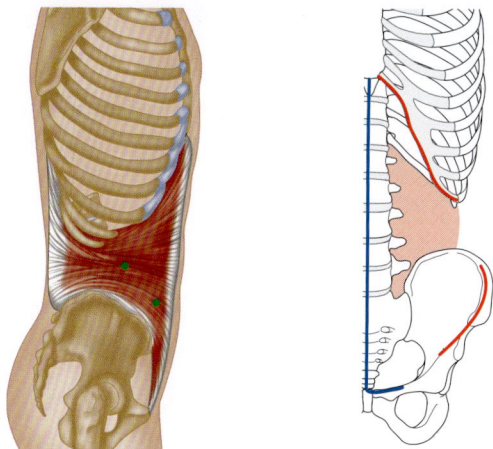

图 3-22　腹横肌解剖示意及激痛点位置

能与背痛有关。

【激痛点引传痛模式（图 3-23）】

肋缘（激痛点）：局部区域的疼痛，常向前腹部放射。

耻骨弓上部（激痛点）：局部疼痛，通常向睾丸内侧和下方放射。

【鉴别诊断】

以下病症可出现类似于腹横肌激痛点引发的临床症状和体征，应注意鉴别。内脏病症：肾、肝、胰腺疾病、憩室病、结肠炎、阑尾炎、食管

裂孔疝；腹膜疾病如盆腔炎性疾病、卵巢、膀胱、睾丸病症（例如精索静脉曲张、非特异性尿道炎）。

【激痛点主治】

腹股沟痛，睾丸痛；胃灼热、恶心、呕吐、腹胀、腹泻；腰椎间盘源性疼痛，下交叉模式（常见的体态问题，表现为骨盆前倾、腰椎过度反弓，常伴随有膝超伸。这种姿势导致下背与髋屈肌过度紧绷，是一个偏向伸展模式的结果。译者注），儿童尿床。

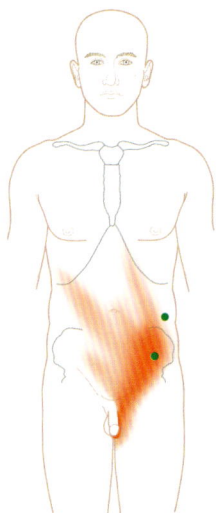

Lateral abdominals

图 3-23　腹横肌激痛点及其引传痛区域

【关联性激痛点】

腹斜肌、腹直肌、锥状肌肌内激痛点,可出现类似于腹横肌激痛点的引传痛模式。

十一、腹直肌（Rectus abdominis）

拉丁语 *rectus*,指直的;*abdominis*,指腹部 / 胃的。

腹直肌由被腱划（横行的腱划为肌节愈合的痕迹,由结缔组织构成,与腹直肌鞘的前层紧密结合。译者注）分成的 3~4 个肌腹所组成,每个肌腹都包裹着来自外侧腹肌的腱膜纤维。这些纤维都向正中部位集聚形成白线。在腹直肌前下方的是一块偶尔出现的肌肉,称为锥状肌;它起于耻骨结节,止于腹白线,主要功能是拉紧腹白线（使其牢固）,具体原因未明（图 3-24）。

【肌肉起点】

耻骨嵴、耻骨结节和耻骨联合。

【肌肉止点】

剑突的前表面;第 5、6、7 肋软骨。

【神经支配】

胸神经腹侧支,T_5~T_{12}。

【肌肉作用】

使腰椎前屈,并向下牵拉胸廓（降低胸腔）。行走时稳定骨盆。

【功能性运动】

在日常活动中,如从矮

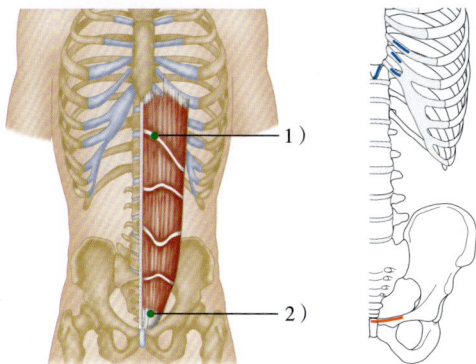

图 3-24　腹直肌解剖示意及激痛点位置

椅子（坐位）离开而站起来的起始阶段动作。

【激痛点诱因】

直接创伤，姿势不良，内脏下垂（通常源于过度的体育运动），不良的仰卧起坐方法，盘腿久坐，咳嗽，精神压力，可能与背痛有关，术后（腹部）。

【激痛点引传痛模式（图 3-25）】

上部纤维（激痛点）：引发背中部水平面的疼痛，胃痛和消化不良。

下部纤维（激痛点）：引发耻骨与脐之间的疼痛，可导致痛经。

外侧纤维（激痛点）：引发假性阑尾炎样疼痛，麦氏点部位的疼痛。

【鉴别诊断】

①内脏病症：肾、肝、胰腺疾病，憩室病，结肠炎，阑尾炎，食管裂孔疝，腹膜疾病如盆腔炎，卵巢、膀胱疾病；②妇科疾病；③脐和/或切口疝；④背阔肌病症。这些病症或情况可出现类似于腹直肌激痛点引发的临床症状和体征，应注意鉴别。

【激痛点主治】

胃灼痛、腹绞痛、痛经，

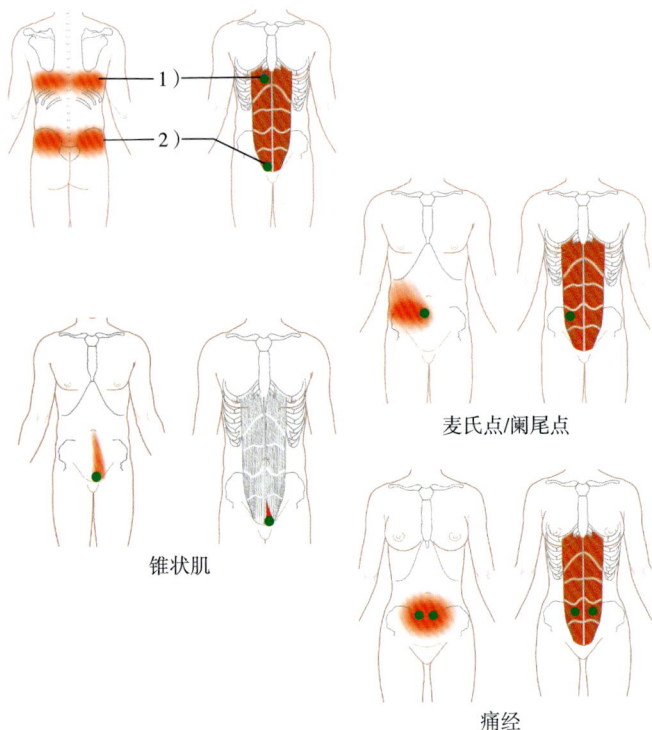

麦氏点/阑尾点

锥状肌

痛经

图 3-25　腹直肌激痛点及其引传痛区域

恶心、呕吐、饱腹感；背部水平面的疼痛、下交叉模式、肋痛、睾丸痛；膈肌和呼吸问题。

【关联性激痛点】

腹横肌、腹斜肌、锥状肌肌内激痛点，可出现类似于腹直肌激痛点的引传痛模式。

十二、腰方肌（Quadratus lumborum）

拉丁语 *quadratus*，指方形的；*lumborum* 指下背部的，腰的（图 3-26）。

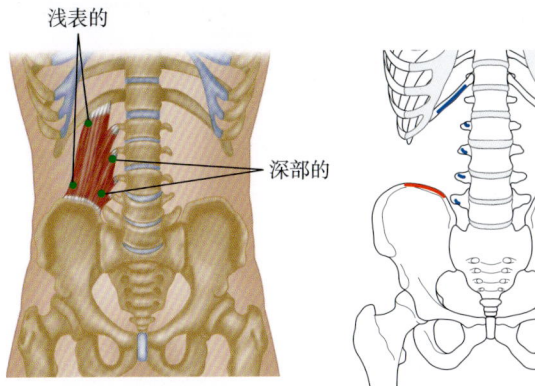

浅表的

深部的

图 3-26　腰方肌解剖示意及激痛点位置

【肌肉起点】

L_5 腰椎横突,髂嵴后部,髂腰韧带。

【肌肉止点】

第 12 肋下缘内侧,$L_{1\sim4}$ 腰椎横突。

【神经支配】

T_{12}、$L_{1\sim4}$ 腰神经腹侧支。

【肌肉作用】

侧屈脊椎;在深呼吸期间固定第 12 肋(例如,帮助歌手稳定膈肌以练习声音控制);协助伸展腰椎,并从侧面稳定腰椎。

【功能性运动】

在日常活动中,进行如呈现坐姿、侧身从地板上捡拾物品的动作。

【激痛点诱因】

腰椎间盘问题,小关节或脊柱关节问题(如退行性变、骶髂关节问题、腰椎滑脱或峡部裂),重复性劳损,园艺工作,站立穿鞋/袜子,家务、职业性姿势,(睡)软床垫,创伤,腹部肌无力,先天性下肢短小(PSLE)。

【激痛点引传痛模式】

在数个区域出现引传痛:下腹部、骶髂关节(上极)、下臀部、髋上部和大转子(图 3-27)。

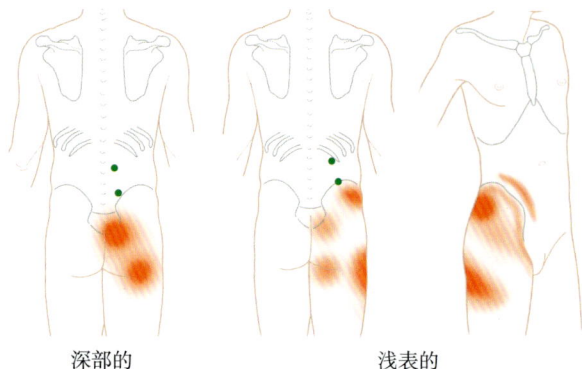

深部的　　　　　　　　浅表的

图 3-27　腰方肌激痛点及其引传痛区域

【鉴别诊断】

骶髂关节炎、髋关节囊炎、神经根病（腰）、椎间盘性疼痛（腰）、韧带性疼痛（髂腰/腰骶）、椎关节强硬、脊柱关节病、椎管狭窄、脊椎滑脱、肋骨功能障碍（下部）等病症或情况，可出现类似于腰方肌激痛点引发的临床症状和体征，应注意鉴别。

【激痛点主治】

肾小管酸中毒，椎间盘源性脊柱侧凸，机械性腰痛，行走用手杖/骨折石膏固定时（腰痛），髋部和臀部疼痛，大转子痛（睡眠时），卧床时辗转反侧而疼痛难忍，直立时疼痛，休息时持续性下背部（腰）深部的疼痛，咳嗽和打喷嚏（瓦尔萨尔瓦动作）时疼痛，性交时（腰部）疼痛，患者一侧出现一系列的功能障碍，可能与急性腰痛及放射到腿部有关，肾结石治疗，坐骨神经痛。

【关联性激痛点】

臀大肌、阔筋膜张肌（TFL）、锥状肌、髂腰肌、盆底肌、腹横肌、腹外斜肌和膈肌肌内激痛点，以及坐骨神经疾病、疝（腹部）、睾丸和/或阴囊病症可出现类似于腰方肌激痛点的引传痛模式。

十三、髂腰肌 (Iliopsoas)

腰大肌上部的一些纤维可能通过长肌腱止于髂耻隆起(耻骨体与髂骨体的愈合处,骨面粗糙而隆起。译者注)形成腰小肌,腰小肌几乎没有功能,约有 40% 的人没有该肌肉。腰大肌双侧收缩能增加腰椎的前屈度。腰大肌和髂肌一起被称为髂腰肌(图 3-28)。

(一)腰大肌

希腊语 *psoa*,指腰部的肌肉;拉丁语 *major*,指大的。

【肌肉起点】

$L_{1\sim5}$ 腰椎横突,$T_{12}\sim L_5$ 椎体和这些椎体间的椎间盘。

【肌肉止点】

股骨小转子。

【神经支配】

腰神经腹侧支,$L_{1\sim3}$(腰小肌受 L_1 和 L_2 支配)。

(二)髂肌

拉丁语 *Iliacus*,指与腰有关的。

【肌肉起点】

髂窝上 2/3,骶髂前韧

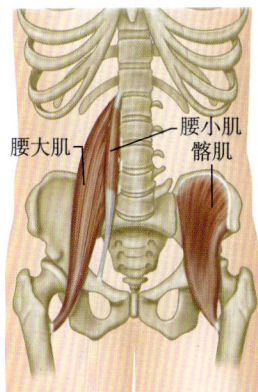

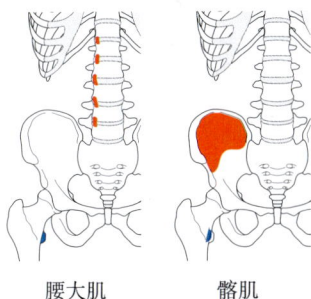

图 3-28 髂腰肌解剖示意及激痛点位置

带和髂腰韧带,骶骨上外侧部分。

【肌肉止点】

股骨小转子。

【神经支配】

股神经 $L_{2\sim4}$。

（三）髂腰肌的作用、激痛点与主治

【肌肉作用】

腰髂肌作为髋关节的主要屈肌,屈曲并外旋大腿,比如踢足球动作;走路或跑步时腿向前伸;从止点发力屈曲躯干,如从仰卧位而坐起来的动作。

【功能性运动】

在日常活动中,如走上台阶或上斜坡的动作。

【激痛点诱因】

妊娠（流产）,精神压力过大,严重的脊柱前凸,腰椎间盘问题,小关节或脊柱关节问题（如退行性变、骶髂关节问题、腰椎滑脱或峡部裂）,跑步,重复性劳损,园艺工作,站立穿鞋和/或袜子,家务,职业性姿势,久（睡）软床

垫,创伤,腹肌无力,腹部手术,性活动,先天性下肢短小。

【激痛点引传痛模式】

①沿着腰椎纵向,在同侧的脊柱旁出现强烈的疼痛,并向外侧弥漫性放射（3～7cm 大小的区域）（图 3-29a）;②在大腿前面上部出现 5～8cm 大小的剧烈痛区,即在髂前上棘（ASIS）到大腿中上段的弥散区域内（图 3-29b）。

【鉴别诊断】

髋关节骨关节炎、阑尾炎、股神经病症、感觉异常性股痛、$L_4\sim L_5$ 椎间盘病症、滑囊炎、股四头肌损伤、机械性背部功能障碍、疝（腹股沟疝和/或股疝）、胃肠道疾病、类风湿关节炎、占位性病变等,可出现类似于髂腰肌激痛点引发的临床症状和体征,应注意鉴别。

【激痛点主治】

腰背痛,腹股沟痛,腰椎前凸增大（过度）,大腿前面痛,仰卧坐起时疼痛显著,脊柱侧凸,不对称（骨盆）。

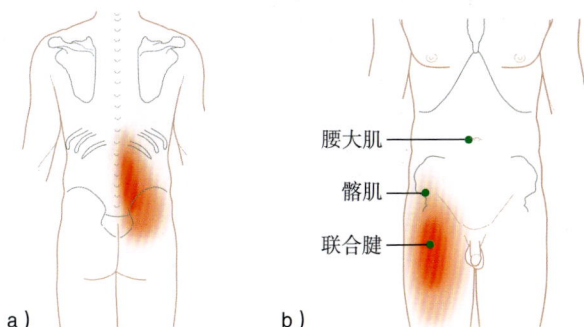

腰大肌

髂肌

联合腱

a)　　　　　　　　　　b)

图 3-29　髂腰肌激痛点及其引传痛区域

【关联性激痛点】

腰方肌、多裂肌、竖脊肌、股四头肌、髋关节旋肌、耻骨肌、阔筋膜张肌（TFL）、内收肌（长收肌和/或短收肌）、股髌关节（相关软组织）、膈肌、腹直肌、腹斜肌、锥状肌肌内激痛点，可出现类似于髂腰肌激痛点的引传痛模式。

十四、盆底肌（Pelvic floor muscles）

盆底是横跨骨盆底部的肌肉层，将盆腔与下面的会阴分开。它主要由肛提肌和较小的尾骨肌组成。

构成骨盆壁的肌肉是闭孔内肌（见 189 页）和梨状肌（见 184 页）。

盆底也被称为盆腔隔膜，是一个碗状结构，支撑着盆腔内脏（男性的膀胱和肠道，以及女性的子宫）。此外，它作为泌尿道和肛门的括约肌的一部分，在维持其控制作用方面发挥着至关重要的作用，而且还有助于增加腹内压，以协助排尿、排便和分娩。

这些肌肉的激痛点尚没有很好的研究数据，在临床上也用处不大，因此下面仅对一些现有的数据做以说明（图 3-30）。

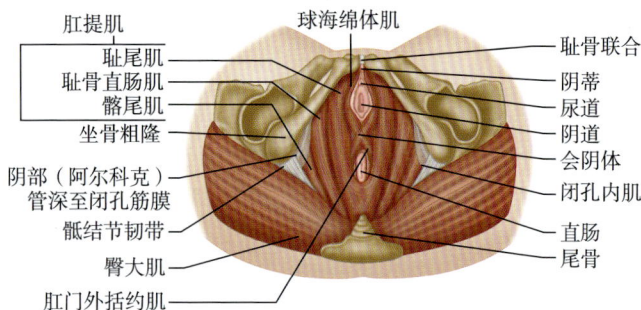

肛提肌
　　耻尾肌
　　耻骨直肠肌
　　髂尾肌
坐骨粗隆
阴部（阿尔科克）管深至闭孔筋膜
骶结节韧带
臀大肌
肛门外括约肌

球海绵体肌

耻骨联合
阴蒂
尿道
阴道
会阴体
闭孔内肌
直肠
尾骨

图 3-30　盆底肌解剖示意

【激痛点诱因】

盆腔炎,产后,妊娠,肛门痛,排便痛,臀部疼痛,肠绞痛,痛经,腹股沟痛,骶髂部疼痛,神经卡压引起的阳痿,腰背痛(腰痛),性交痛(性交困难),坐骨神经痛,压力性尿失禁或肛门和/或生殖器和/或会阴疼痛。

【激痛点引传痛模式】

以尾骨为中心的椭圆形区域,内侧至臀大肌褶皱(图 3-31)。

【鉴别诊断】

闭孔内肌问题、脱垂(盆腔器官或组织)、痔、尾骨痛等病症,可出现类似于盆

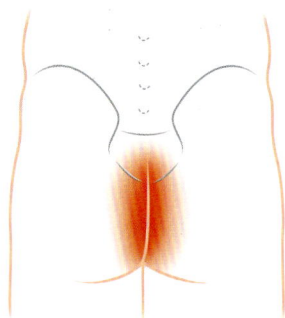

图 3-31　盆底肌激痛点引传痛区域

底肌激痛点引发的临床症状和体征,应注意鉴别。

【激痛点主治】

腰痛,骶髂部疼痛,月经问题,盆腔部疼痛,下腰部椎间盘病症,间质性膀胱炎

（IC）。

【关联性激痛点】

尾骨肌、耻尾肌肌内激痛点,可出现类似于盆底肌激痛点的引传痛模式。

【附】激痛点与腰痛

腰痛（LBP）可能是多因素造成的,激痛点的存在可能是其原因之一;在急性和慢性腰痛的临床症状中,激痛点或许是维持、触发因素,或许甚至是致病因素。

一般而言,腰-盆腔区域激痛点的位置取决于身体试图实现的目标（即指通常需要反复使用某种体位或动作以自我保护。译者注）。因此,全面完整的病史和诊断至关重要。

身体是否试图自我保护和防御? 例如,如果存在急性腰椎间盘突出症,身体通常会使用腰方肌（见 93 页）、竖脊肌和/或多裂肌（见 67 页、72 页）和下后锯肌（见 82 页）向一侧倾斜,表现出保护性的脊柱侧弯（姿势）。

在某些情况下,激痛点会引起类似于神经根性痛的疼痛。例如,臀小肌（见 182 页）具有多种疼痛的引传痛模式,可能颇似 L_5 和/或 S_1 皮节（神经）痛。

像坐骨神经痛这样的病症也可能起源于紧绷的梨状肌（见 184 页）。激痛点的存在可能会增加脊髓背角的伤害性驱动,并涉及外周和中枢敏化。

背痛的常见激痛点来源:腹直肌（见 91 页）、竖脊肌（见 67 页）、多裂肌（见 72 页）、髂腰肌（见 95 页）、臀大肌（见 176 页）、梨状肌（见 184 页）、背阔肌下部纤维（见 118 页）。

从坐到站的疼痛

如果患者在从坐到站的位置变换中感到疼痛,则非常值得在腰方肌中查找激痛点。

（曹江鹏、殷秀梅、闫超　译,

杜元灏　审校）

第4章

肩部和上臂肌肉

许多影响肩部、上臂和肘部的常见病症可能完全或部分由激痛点引起，包括肩周炎、肩袖综合征和网球肘。

肩胛下肌的激痛点主要导致严重的疼痛性活动范围受限和冻结肩，如冻结肩综合征。这通常不是对正在发生的病症的具体诊断。随着症状的恶化，患者无法将手臂举过肩或横向伸出越过胸部。当涉及其他一些肌肉的激痛点（参与）时，每块肌肉都会增添各自的疼痛模式，这些肌肉通常包括胸大肌、背阔肌、冈上肌和大圆肌。

肩袖损伤可能是由激痛点收缩引起的、已紧绷的肌肉受到骤加应力的作用而导致的损伤，激痛点会在受伤后形成并阻碍（受累）组织的正常愈合。在临床就诊的患者中，肩袖综合征占所有肩部问题的70%。对于肩袖综合征以及许多其他肩部问题，检查肱三头肌、冈下肌、肩胛下肌和肱二头肌长头的激痛点是非常必要的。

网球肘（肘外侧疼痛）可能与肘肌、肱二头肌以及旋后肌、肱桡肌、桡侧腕长伸肌和肱肌的激痛点有关（参见第5章）。

一、斜方肌（Trapezius）

希腊语 *trapezoeides*，指方形的。

左右斜方肌作为一个整体，在形状上形成了一个梯形，斜方肌也因此而得名（图4-1）。

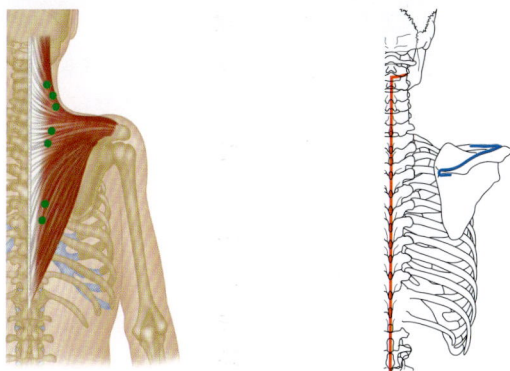

图 4-1　斜方肌解剖示意及其激痛点位置

【肌肉起点】

枕骨上项线内侧 1/3 处，枕外隆凸，项韧带，C_7 和 T_1～T_{12} 的棘突和棘上韧带。

【肌肉止点】

肩胛骨嵴（肩胛冈）的上缘，肩峰内侧缘，锁骨外侧 1/3 的后缘。

【神经支配】

运动神经：副神经（Ⅺ）。

感觉神经（本体感觉）：C_3 和 C_4 颈神经腹侧支。

【肌肉作用】

上部纤维：强有力地提升肩胛骨；在肱骨外展至水平线以上时旋转肩胛骨。

中部纤维：内拉肩胛骨。

下部纤维：下拉肩胛骨，尤其是具有抗阻力作用，如用手支撑从椅子上站起来的动作。

【功能性运动】

在日常活动中，如在粉刷天花板时，上部纤维与下部纤维协同作业的动作。

【激痛点诱因】

习惯性姿势、工作、压力、颈部问题、肩部肌肉无力、电话不离耳（指长时间持续地打电话动作会引起斜方肌劳损。译者注）、脊柱侧弯、运动相关性活动（如打网球、高尔夫球)、演奏乐器。

【激痛点引传痛模式
(图4-2)】

上部纤维(激痛点):上
颈部后侧和外侧的疼痛和压
痛,颞区和下颌角的引传痛。

中部纤维(激痛点):局
部疼痛,疼痛向内侧放射至
脊柱部位。

下部纤维(激痛点):颈
椎后方、乳突区、肩胛冈上方
的引传痛。

【鉴别诊断】

关节囊韧带装置异常、
关节功能障碍(小关节)可
出现类似于斜方肌激痛点引

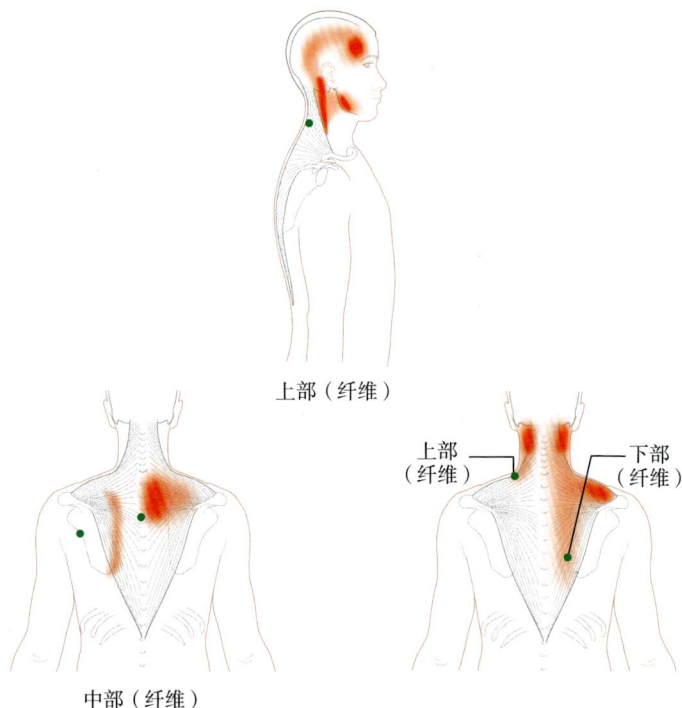

上部(纤维)

中部(纤维)

图 4-2　斜方肌激痛点及其引传痛区域

发的临床症状和体征,应注意鉴别。

二、肩胛提肌（Levator scapulae）

【激痛点主治】

慢性肌肉紧绷和颈部疼痛,压力性头痛,颈椎疼痛,挥鞭伤,紧张性和/或丛集性头痛,面部和/或下颌疼痛,颈部疼痛和僵硬,上肩部疼痛,背中部疼痛,头晕,眼痛,精神紧张,抑郁症。

拉丁语 *levare*,指提升;*scapulae* 指肩胛骨的。

肩胛提肌在胸锁乳突肌与斜方肌的深部（图 4-3）。

【肌肉起点】

$C_{1\sim2}$ 横突 和 $C_{3\sim4}$ 横突后结节。

【关联性激痛点】

咬肌、颞肌、枕肌、肩胛提肌、半棘肌、髂肋肌、胸锁乳突肌的锁骨头、颈和/或颌和/或肩关节肌肉内的激痛点,可出现类似于斜方肌激痛点的引传痛模式。

【肌肉止点】

肩胛冈内侧缘的后表面（从肩胛骨的上角到肩胛冈的基底部）。

【神经支配】

C_3 和 C_4 脊神经腹侧支

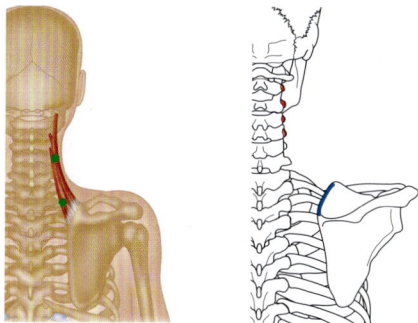

图 4-3　肩胛提肌解剖示意及其激痛点位置

和肩胛背神经（C$_5$）。

【肌肉作用】

上提肩胛骨，协助内收肩胛骨，协助颈部侧弯。

【功能性运动】

在日常活动中，如背沉重的包。

【激痛点诱因】

肾小管酸中毒（RTA），将电话夹在肩膀和耳朵之间很长时间打电话〔又称电话脖（phone neck），指长期采用这种姿势打电话引起的颈部疼痛，是现代白领病的一种。译者注〕，侧卧时枕头不合适，背包，不良姿势，持续不变的习惯或工作，电视和/或显示器的位置不适，压力和精神紧张，感冒和/或流行性感冒或唇疱疹，体育运动（爬泳）（又称自由泳，身体俯卧，双臂交替划水，双腿交替打水，侧面换气。译者注）。

【激痛点引传痛模式】

引传痛从肩胛骨的上端到后颈区部呈三角形区域；引传痛轻微溢出至肩胛骨内侧缘和盂肱关节后方（图4-4）。

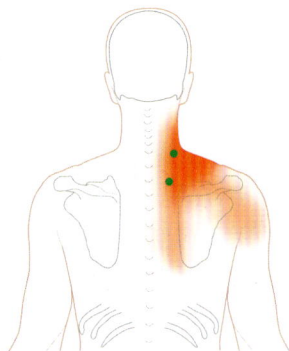

图4-4　肩胛提肌激痛点及其引传痛区域

【鉴别诊断】

肩胛胸廓关节功能障碍、翼状肩胛（即肩胛骨看起来像个翅膀一样向后凸起，具体就是肩胛骨不能紧贴在后背处的肋骨，从而出现其内侧向后凸起的表现。译者注）、骨突炎和关节囊韧带装置异常、肩关节撞击综合征等疾病，可出现类似于肩胛提肌激痛点引发的临床症状和体征，应注意鉴别。

【激痛点主治】

颈项僵硬疼痛伴有颈椎旋转受限，长期使用手杖（引起的颈项疼痛），（单纯的）颈项疼痛僵硬或颈部转动困难（例如驾驶时）。

【关联性激痛点】

斜方肌、菱形肌、颈夹肌、竖脊肌、斜角肌、胸锁乳突肌（SCM）内的激痛点，可出现类似于肩胛提肌激痛点的引传痛模式。

三、菱形肌（Rhomboids）

希腊语 *rhomboiedes*，指平行四边形的形状（仅对边、对角相等）。

拉丁语 *minor*，指较小的；*major*，指较大的。

大菱形肌与小菱形肌平行，并常相互连续。因其形状而得名（图4-5）。

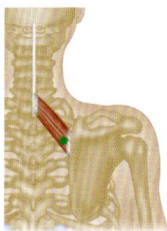
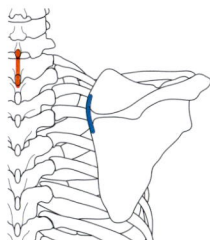

小菱形肌

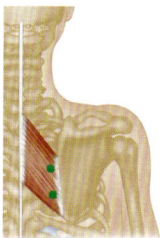
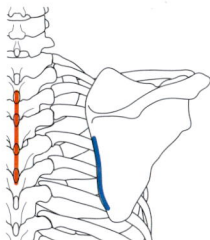

大菱形肌

图4-5　菱形肌解剖示意及其激痛点位置

【肌肉起点】

小菱形肌：$C_7 \sim T_1$ 棘突，项韧带下部。

大菱形肌：$T_{2\sim5}$ 棘突和其间的棘上韧带。

【肌肉止点】

小菱形肌：肩胛冈基底部的肩胛骨内侧缘后表面。

大菱形肌：肩胛骨内侧缘后表面（自肩胛冈基底部至肩胛下角）。

【神经支配】

肩胛背神经（C_4，C_5）。

【肌肉作用】

提升和内收肩胛骨。

【功能性运动】

在日常活动中，如将某物拉向自己，又如打开抽屉的动作。

【激痛点诱因】

慢性不良姿势（圆肩），胸小肌缩短，体育运动和过顶投掷，姿势和习惯性动作。

【激痛点引传痛模式】

肩胛骨的内侧缘疼痛，引传痛环绕肩胛冈的上方并朝着肩峰弥散（图4-6）。

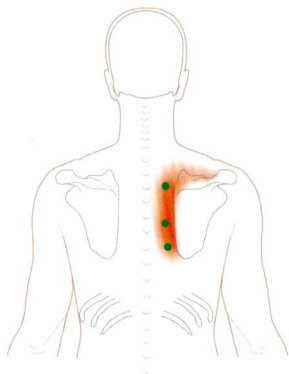

图 4-6 菱形肌激痛点及其引传痛区域

【鉴别诊断】

肩胛肋骨综合征，纤维肌痛可出现类似于菱形肌激痛点引发的临床症状和体征，应注意鉴别。

【激痛点主治】

局部疼痛和/或慢性疼痛（$C_7 \sim T_5$）区域即肩胛骨内侧或周围，肩胛胸廓关节研磨和/或摩擦和/或咔嚓声，弹响肩和/或摩擦和/或咔哒声，引传痛横穿过肩胛骨的脊柱缘，圆肩（也叫含胸溜肩，表现为含胸塌背，双肩向前并向内收,上半身形成的一个半圆的弧线形。译者注),姿势性疼痛。

【关联性激痛点】

肩胛提肌、中斜方肌、冈下肌、斜角肌、背阔肌、下后锯肌肌内激痛点,可出现类似于菱形肌激痛点的引传痛模式。

四、前锯肌 (Serratus anterior)

拉丁语 *serratus*,指锯齿状的;*anterior* 指前面的。

前锯肌与上 5 对肋骨一起形成腋窝的内侧壁。它是由多根指状肌束组成的一块大肌肉。其下部纤维与腹外斜肌的起点相交错(图 4-7)。

【肌肉起点】

上 8 或 9 对肋骨的外侧面,以及覆盖相关肋间隙的深筋膜。

【肌肉止点】

肩胛骨内侧缘的前表面。

【神经支配】

胸长神经($C_5 \sim C_7$)。

【肌肉作用】

旋转肩胛骨以完成手臂的外展和屈曲;伸展肩胛骨

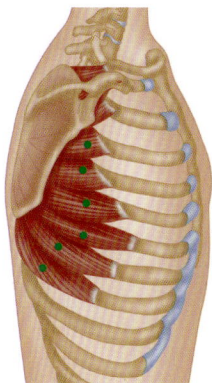

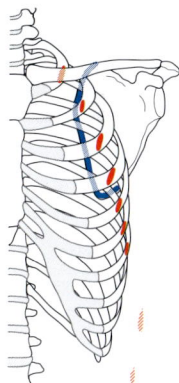

图 4-7　前锯肌解剖示意及其激痛点位置

（即在肋骨上面将肩胛骨向前方拉动,并紧贴胸壁),以利于完成推动的动作,例如俯卧撑或者拳击。

【功能性运动】

在日常活动中,如伸手去拿勉强能够得着的东西,推开一扇门的动作。

【激痛点诱因】

严重的咳嗽发作(可能与肺气肿相关)、运动中过度使用(如打网球、游泳、拳击、做引体向上和俯卧撑、举重、体操),长期搬运大型重物,焦虑。

【激痛点引传痛模式】

局部:每个指状肌束连接到肋骨的部位疼痛。

中心部:肋骨(第6～8肋)部位的局部性疼痛,并向前、后侧放射达5～10cm的片区;肩胛下角疼痛;上肢尺侧疼痛(图4-8)。

【鉴别诊断】

T_7 和/或 T_8 肋间神经卡压、带状疱疹、局部脊椎对齐不良、肋骨病症、乳房病症、反射性交感神经营养不良等病症或情况,可出现类似于前锯肌激痛点引发的临床症

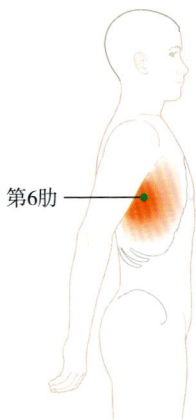

第6肋

图 4-8　前锯肌激痛点及其引传痛区域

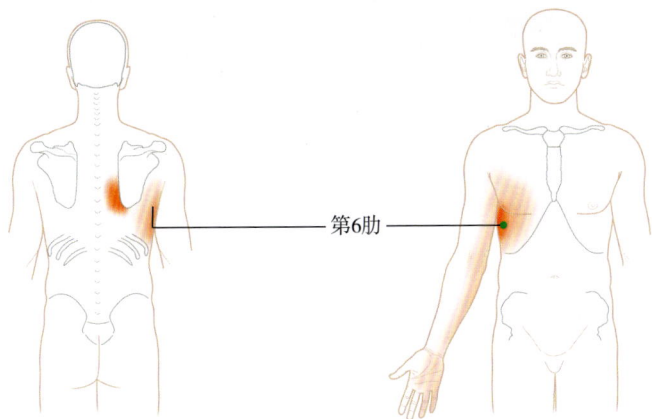

第6肋

图 4-8（续）

状和体征,应注意鉴别。

【激痛点主治】

胸痛而休息后并未减轻,乳房疼痛而敏感,惊恐发作(恐慌症),呼吸困难,慢性咳嗽,哮喘,肾小管酸中毒,翼状肩胛,跑步时长期出现的"肋部突然剧痛",精神紧张,胸腔一侧出现"突然的剧痛",深呼吸时疼痛,(单纯的)乳房敏感,心脏发作型疼痛。

【关联性激痛点】

胸大肌、胸锁乳突肌(SCM)、中斜角肌、斜方肌、菱形肌、膈肌、腹外斜肌等肌内激痛点,可出现类似于前锯肌激痛点的引传痛模式。

五、胸小肌 (Pectoralis minor)

拉丁语 *pectoralis*,指与胸有关的;*minor*,指较小的。

胸小肌是一块扁平的三角肌,位于胸大肌后方并被其覆盖(图 4-9)。

【肌肉起点】

第 3～5 肋骨的外表面及相对应肋间隙的肌筋膜。

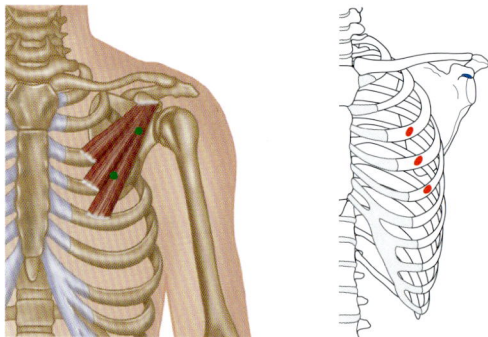

图 4-9 胸小肌解剖示意及其激痛点位置

【肌肉止点】

肩胛骨喙突。

【神经支配】

胸 内 侧 神 经（C_5，C_6，C_7，C_8，T_1）。

【肌肉作用】

向前向下牵拉肩胛骨。用力吸气时，胸小肌可上提肋骨（即如果肩胛骨被菱形肌和斜方肌固定时，胸小肌可作为吸气的辅助肌。）

【功能性运动】

在日常活动中，如按着椅子的扶手站起来的动作。

【激痛点诱因】

长期的不良姿势（圆肩和/或上交叉模式），肩部高强度的运动如投掷、工作性姿态、演奏乐器、交通事故（RTA）如鞭击相关疾病（whiplash-associated disorder, WAD；用于描述因颈部动作突然加速或减速所导致的急性损伤，是一种车祸后常见的病损。译者注）的Ⅱ型和/或Ⅲ型（挥鞭伤）。

【激痛点引传痛模式】

在胸部的肌纤维方向上突发剧痛，且常位于胸部的深处；引传痛模式为向整个上肢内侧缘散射，直到内侧两个半手指（图 4-10）。

【鉴别诊断】

心血管系统（CVS）病

肌、菱形肌、前锯肌激痛点，可出现类似于胸小肌激痛点的引传痛模式。

六、锁骨下肌（Subclavius）

拉丁语 *sub*，指下面的；*clavis*，指钥匙（本意指钥匙、钉子、小棒子之类的东西，原指古代所使用的钩状钥匙。锁骨像一颗钉子或棒子将肩胛骨锁住，因而得名。译者注）。

锁骨下肌位于胸大肌深处，并穿行于锁骨与第 1 肋骨之间（图 4-11）。

【肌肉起点】

第 1 肋骨与肋软骨的结合部。

【肌肉止点】

锁骨中 1/3 段的下表面沟槽中。

【神经支配】

锁骨下神经（C_5，C_6）。

【肌肉作用】

将肩顶端向下方牵拉；

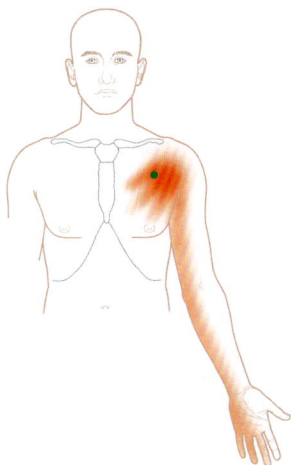

图 4-10　胸小肌激痛点及其引传痛区域

症如心脏病发作和/或心肌梗死，尺神经病症，肘管综合征，肱二头肌短头肌腱炎等病症，可出现类似于胸小肌激痛点引发的临床症状和体征，应注意鉴别。

【激痛点主治】

上交叉姿势问题，肌源性腋神经丛病症，肩范围内的问题。

【关联性激痛点】

喙肱肌、肱二头肌内侧头、肱二头肌腱短头、冈下

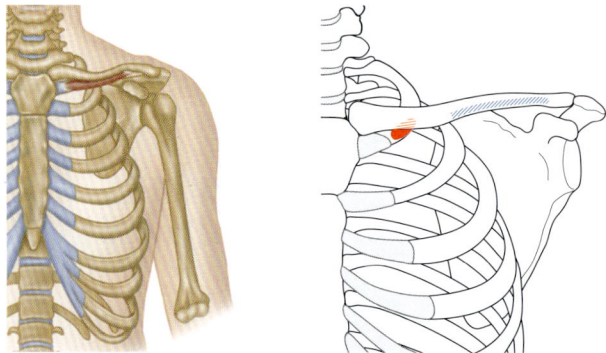

图 4-11 锁骨下肌解剖示意及其激痛点位置

将锁骨向内侧牵拉以稳定胸锁关节。

【激痛点诱因】

不良坐姿,圆肩和/或上交叉模式姿势,举重,空调环境下肌肉严重受寒,用石膏或吊带固定肩膀或手臂,焦虑和呼吸困难,超负荷运动(如举重训练、划船、拳击、俯卧撑)。

【激痛点引传痛模式】

疼痛引传到同侧肱二头肌和前臂外侧。在局部则会感到仅有锁骨下方的疼痛,臂、肩、手部可能有芒刺针扎般的疼痛。引传痛通常绕过肘部和腕部,并延伸到手、拇指和中指的桡侧(图 4-12)。

【鉴别诊断】

$C_{5\sim6}$ 神经根病症、肱二头肌肌腱炎、肩袖肌肉病症、胸内病症、食管病症、非特异性肋软骨炎、缺血性心脏病(心绞痛)、胸廓出口综合征、正中神经功能障碍、肩锁关节功能障碍等病症,可出现类似于锁骨下肌激痛点引发的临床症状和体征,应注意鉴别。

【激痛点主治】

锁骨损伤后,肩关节功能障碍,脊柱侧弯。

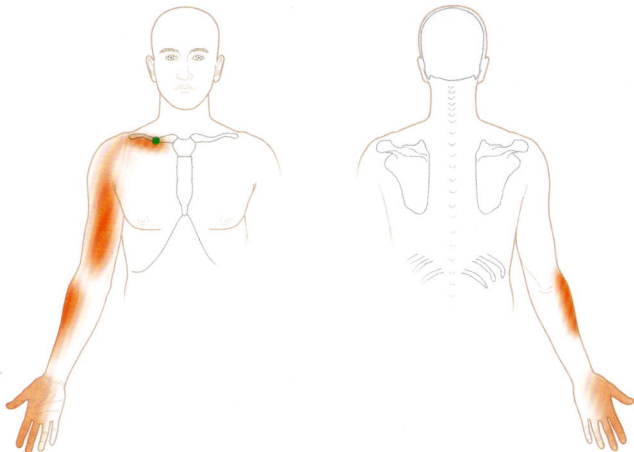

图 4-12　锁骨下肌激痛点及其引传痛区域

【关联性激痛点】

喙肱肌、胸小肌、前锯肌肌内激痛点可出现类似于锁骨下肌激痛点的引传痛模式。

七、胸大肌（Pectoralis major）

拉丁语 *pectoralis*，指胸部的；*major*，指大的。

胸大肌是主要的攀岩肌之一，引拉身体向上以靠拢固定的手臂（图 4-13）。

【肌肉起点】

锁骨头：锁骨内半部的前表面。

胸肋头：胸骨前表面；前 7 个肋软骨；第 6 肋骨的胸骨端；腹外斜肌腱膜。

【肌肉止点】

肱骨结节间沟的外侧唇。

【神经支配】

胸内侧神经和胸外侧神经。

锁骨头：C_5，C_6。

胸肋头：$C_6 \sim C_8$，T_1。

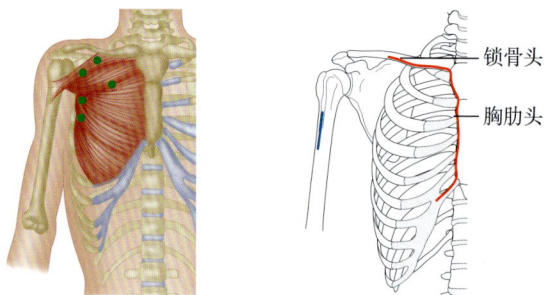

图 4-13　胸大肌解剖示意及其激痛点位置

【肌肉作用】

使上臂在肩部盂肱关节处屈曲、内收、内旋。

锁骨头：使伸展的上臂屈曲。

胸肋头：使屈曲的上臂伸展。

【功能性运动】

锁骨头：将手臂向身体前方移动并横向伸过躯体，例如，在对侧腋下涂抹除臭剂。

胸肋头：将某物从上方向下拉。例如，向下拉响铃的绳索。

【激痛点诱因】

不良的坐姿，圆肩姿势，搬运重物，空调环境下肌肉严重受寒，用石膏或吊绳固定肩和手臂，焦虑，呼吸困难，超负荷运动（如举重训练、划船、拳击、俯卧撑）。

【激痛点引传痛模式（图 4-14）】

锁骨头（激痛点）：局部疼痛，并散射至三角肌前部和肱二头肌长头区域。

胸骨头（激痛点）："急性"背痛并传入前胸壁，在上肢内侧缘周围出现 10～20cm 的弥漫性疼痛片区；在肱骨内上髁下部出现 5cm 大小的剧烈痛片区，并在环指和小指出现弥散性疼痛。

肋部（激痛点）：第 5～6 肋（激痛点），可引起严重的心脏部位的引传痛（特别在

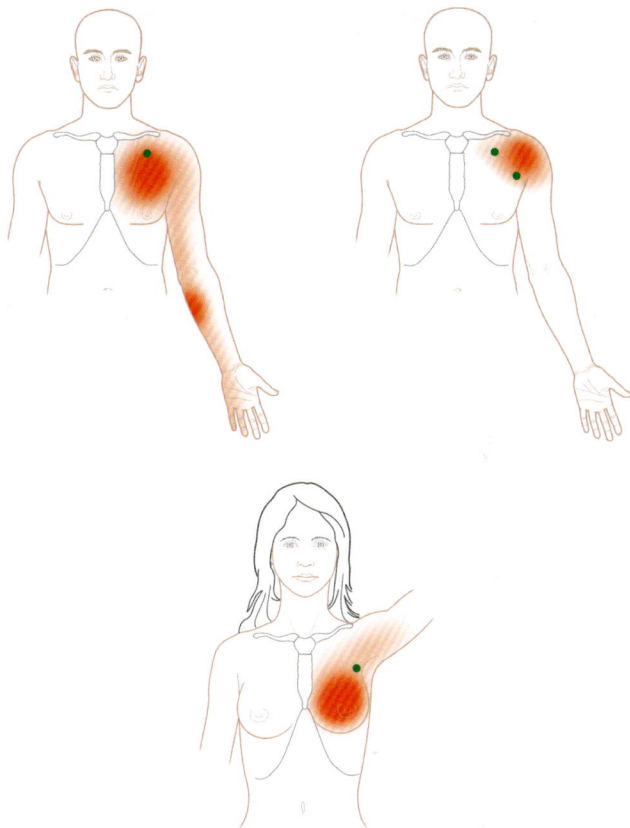

图 4-14　胸大肌激痛点及其引传痛区域

夜间）；剧烈的乳房痛（10～15cm 的片区），并可散射至腋窝。

【鉴别诊断】

C$_{5～6}$ 神经根病症、肱二头肌肌腱炎、肩袖肌肉损伤、胸内病症、食管病症、非特异性肋软骨炎、缺血性心脏病（心绞痛）、胸廓出口综合征等情况或病症，可出现类似胸大肌激痛点引发的临床症状和体征,应注意鉴别。

【激痛点主治】

心肌梗死后康复,心律失常,肩胛骨中部的背痛,乳房疼痛和超敏反应,胸廓出口综合征,前肩痛,高尔夫球肘和网球肘,圆肩姿势,胸痛,慢性疲劳,通气过度综合征。

【关联性激痛点】

背阔肌、肩胛下肌、小圆肌、冈下肌、斜方肌(中部)、前锯肌、斜角肌、三角肌、喙肱肌、胸骨肌、胸锁乳突肌、椎旁肌的激痛点可出现类似于胸大肌激痛点的传引痛模式。

八、胸骨肌（Sternalis）

拉丁语 *sternalis*,指与胸骨有关,胸骨的。

只有 7%～8% 的人在胸骨肌中出现激痛点,对一些人来说可能是慢性疼痛的重要来源(图 4-15)。

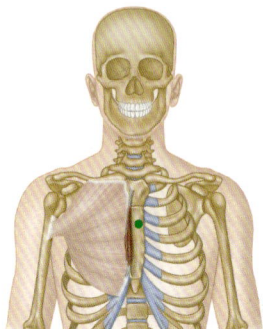

图 4-15　胸骨肌解剖示意及其激痛点位置

【肌肉起点】

多数位于胸大肌的表面,并垂直于胸大肌,可在胸骨的一侧或两侧。

【肌肉止点】

多变的止点:胸筋膜、下位肋骨、肋软骨和/或腹直肌和/或腹外斜肌鞘(腱膜)。

【神经支配】

胸外和/或胸内神经、胸神经和/或肋间神经。

【肌肉作用】

与胸大肌一起发挥作用,紧固胸骨。

【功能性运动】

可能起到胸壁运动的本

体感觉传感器作用,参与肩关节的运动或对抬高下胸壁起辅助作用。

【激痛点诱因】

鞭击伤(使用坐位安全带),心胸外科手术,乳房切除术,隆胸,运动(不当)诱发。

【激痛点引传痛模式】

疼痛横穿胸骨的单侧或双侧,并可能放射至胸壁及肱二头肌内部区域(图4-16)。

【鉴别诊断】

舌蝇病(舌蝇叮咬出现红肿,并且在几周内患者可伴有发热、淋巴结肿大、肌肉和关节疼痛、头痛和易怒,以及出现昏睡病。作者这里可能是指本病出现的胸部淋巴结肿大、胸痛症状。译者注)可出现类似胸骨肌激痛点引发的临床症状和体征,应注意鉴别。

【激痛点主治】

胸部不对称,胸痛。

【关联性激痛点】

锁胸筋膜、下肋骨、肋软骨、腹直肌鞘、腹外斜肌腱膜病症,在相应肌肉中产生的激痛点,可出现类似本激痛点的引传痛模式。

九、背阔肌 (Latissimus dorsi)

拉丁语 *latissimus*,指宽阔的;*dorsi*,指背部的(图4-17)。

【肌肉起点】

下6节胸椎棘突及相关棘间韧带,经胸腰筋膜(一大片肌腱)至腰椎棘突、相

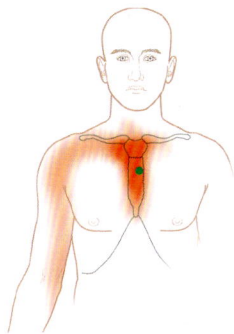

图4-16　胸骨肌激痛点及其引传痛区域

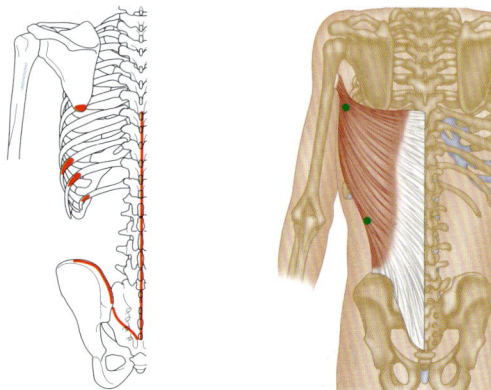

图 4-17　背阔肌解剖示意及其激痛点位置

关棘间韧带和髂嵴,下 3 或 4 对肋骨。

【肌肉止点】

扭转式(所有背阔肌的肌纤维会在大圆肌处扭转将近 180°。译者注)插入肱骨结节间沟底部,恰在肩关节下方(即肱骨小结节嵴)。

【神经支配】

胸背神经($C_{6\sim8}$)。

【肌肉作用】

在肩关节处内收、内旋、后伸上肢。背阔肌是主要的攀岩肌之一,因为它可将肩膀向下向后拉,并将躯干向上拉以靠近固定的手臂(因此在爬泳式即自由泳中也起作用)。通过抬高下位肋骨,协助用力吸气。

【功能性运动】

在日常活动中,例如摁着椅子的扶手而站起来的动作。

【激痛点诱因】

打高尔夫球、球拍运动、游泳、打棒球、板球、划船、举重、健身相关的运动、做园艺、穿不合身的文胸。

【激痛点引传痛模式(图 4-18)】

腋窝部激痛点:在肩胛

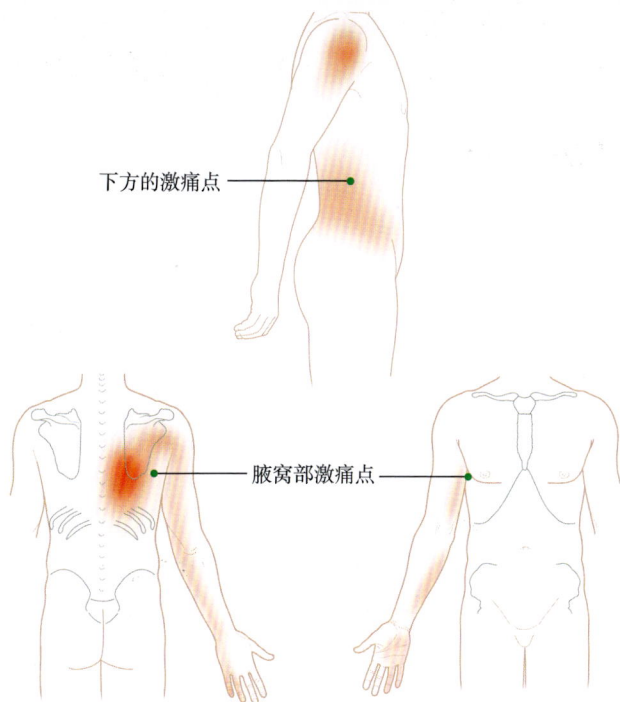

图 4-18　背阔肌激痛点及其引传痛区域

骨下角部位出现 5～10cm 的疼痛区域；并有弥散性疼痛放射至上肢内侧，以及手的尺侧。

下侧面激痛点：从激痛点（部位）向骨盆边缘呈三角形模式散射，并引传到"徽章区"（这里应指佩戴臂章的部位，一般规定佩戴臂章时，臂章上缘应相当于左袖肩下四指处，本处应泛指三角肌的外中部位。译者注）。

【鉴别诊断】

C_7 神经根病症、尺神经病症、肩胛下神经卡压、腋神经病症、胸廓出口综合征、胸

119

肺疾病等病症,均可出现类似于背阔肌激痛点引发的临床症状和体征,应注意鉴别。

【激痛点主治】

"胸段的"背部痛,本质上呈持续性且与活动无关;冻结肩、胸廓出口综合征;在床上翻身时背痛、肩胛骨下隐隐作痛;用肘部(支撑)休息时肩后部出现剧烈的疼痛,当伸手到书架上拿东西或换灯泡时出现疼痛。

【关联性激痛点】

菱形肌、斜方肌(中段)、大圆肌、斜角肌、肩胛下肌、髂肋肌、前锯肌、下后锯肌肌内激痛点,可出现类似于背阔肌激痛点的引传痛模式。

十、三角肌(Deltoid)

希腊语 deltoeides,指形状像希腊文大写字母 Δ。

三角肌由三部分组成:前束、中束和后束。只有中束部分为一块多羽状肌,可能由于其在肩关节外展活动时存在机械学上的缺陷,因此,(在肩关节外展时)就需要额外的其他肌肉力量协助完成(图 4-19)。

【肌肉起点】

前部肌束:锁骨外 1/3 的前缘。

中部肌束:肩峰的外侧缘。

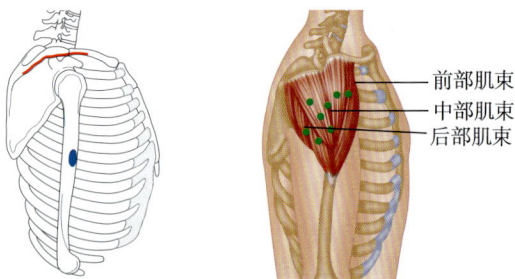

图 4-19　三角肌解剖示意及其激痛点位置

后部肌束：肩胛冈头部下缘。

【肌肉止点】

肱骨的三角肌粗隆。

【神经支配】

腋神经（C_5、C_6）。

【肌肉作用】

上臂主要的展肌（外展上臂时最初启动的 15° 内则由冈上肌完成）。（一般认为，冈上肌是肩外展的启动肌，负责肩外展前 10°～15° 的启动，而三角肌外展上肢仅在冈上肌发起运动 10°～15° 后起作用。译者注）。

前肌束：有助于上臂的屈曲。

后肌束：有助于上臂的后伸。

【功能性运动】

在日常活动中，如伸手去拿身旁的东西，举起手臂并挥手的动作。

【激痛点诱因】

游泳、举重、足球（撞击）、打篮球、剧烈的重复动作、钓鱼、用电动工具、突然的撞击、步枪（射击时）的反弹、滑雪跌倒、肩部注射（治疗）、脱位、抱婴儿。

【激痛点引传痛模式】

通常疼痛局限在激痛点部位及其周围 5～10cm 的范围（图 4-20）。

【鉴别诊断】

撞击综合征、肩峰下滑囊炎、C_5 神经根病症、肩袖肌腱病、盂肱关节或肩锁关节骨关节炎等病症，可出现类似于本激痛点引发的临床症状或功能障碍，应注意鉴别。

【激痛点主治】

创伤后康复、肩痛、关节活动范围（ROM）减小（尤其是外展）、肩痛活动时加重而休息时缓解、肩关节活动度减小且在 90° 以上的关节活动时出现部分力量丧失。

【关联性激痛点】

冈上肌、冈下肌、肱二头肌、小圆肌、肩胛下肌、胸大肌（锁骨头）、肩袖病症、肌腱炎、关节炎、C_5 神经与颈部病症、其他部位肌肉病症

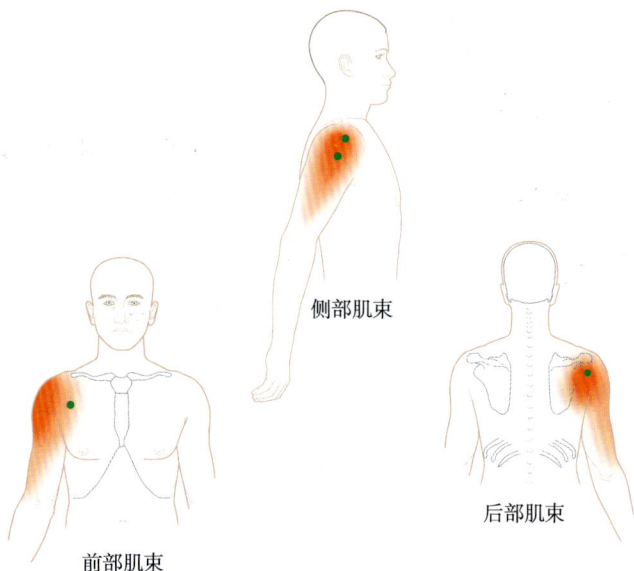

側部肌束

前部肌束

后部肌束

图 4-20　三角肌激痛点及其引传痛区域

（如斜角肌、胸大肌）常引发的卫星激痛点、肱二头肌长头腱病症，均可在相应的肌肉中产生类似于三角肌激痛点的引传痛模式。

十一、冈上肌（Supraspinatus）

拉丁语 *supra*，指在上面的；*spina*，指骨脊。

冈上肌为肩袖的一部分，肩袖还包括小圆肌、冈下肌和肩胛下肌（图 4-21）。

【肌肉起点】

肩胛骨上窝的内侧 2/3 和覆盖肌肉的深筋膜。

【肌肉止点】

肱骨大结节的最上端关节面。

【神经支配】

肩胛上神经（C_5，C_6）。

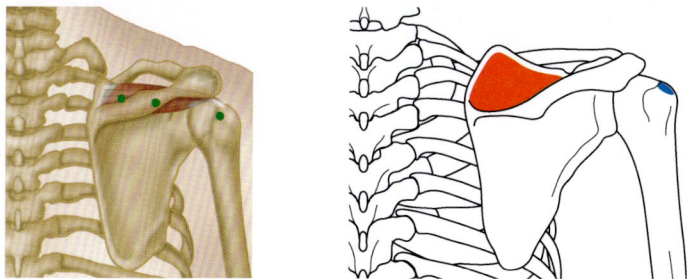

图 4-21　冈上肌解剖示意及其激痛点位置

【肌肉作用】

手臂在肩关节处开始外展（即由冈上肌启动）直到 15°（继而由三角肌负责）。

【功能性运动】

在日常活动中，例如手臂远离身体一侧提着购物袋的动作。

【激痛点诱因】

远距离携带重物（如包、笔记本电脑、行李箱），从地面搬重物到汽车后备箱，双手举过头顶的搬运工作，上臂举过头顶的睡姿，用绳子牵着遛狗，摔倒时伸出手臂（例如滑雪）（当穿滑雪板要跌倒时，本能的动作就是伸出手臂防止跌倒。译者

注），洗和/或梳头，搬运重型家具，重复性劳损（RSI），长时间使用电脑键盘。

【激痛点引传痛模式（图 4-22）】

肌腹（激痛点）："徽章"区域（4～6cm 范围的）深处疼痛，疼痛呈椭圆状向肱骨外上髁和/或桡骨头区域扩散，前臂外侧出现弥漫性疼痛。

止点（激痛点）：三角肌上方 5～8cm 区域的局部疼痛。

【鉴别诊断】

1 期关节囊炎、$C_{5~6}$ 神经根病症、肩峰下滑囊炎（粘连性）、钙化性肌腱炎、钙性结节、肩袖肌腱病等病症，

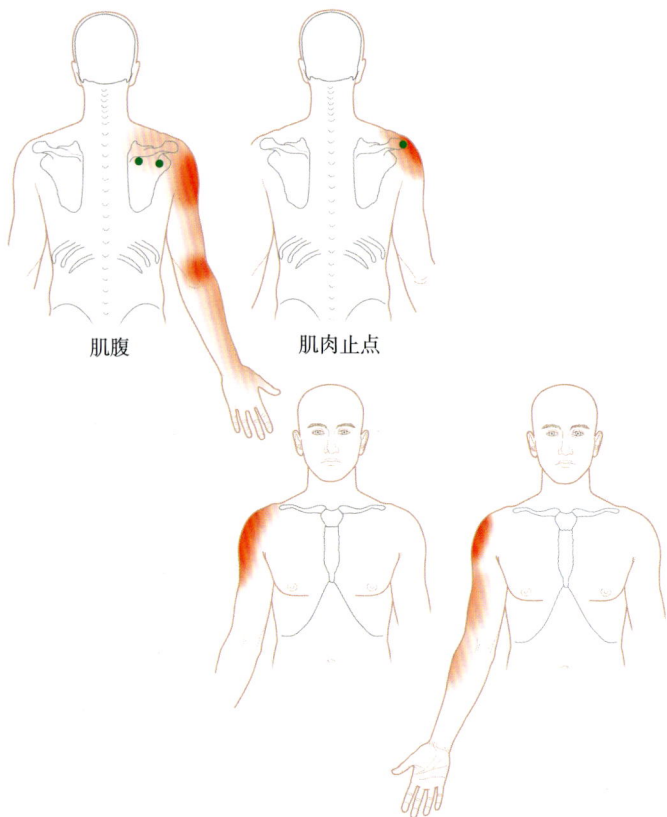

肌腹　　　　　　　肌肉止点

图 4-22　冈上肌激痛点及其引传痛区域

可出现类似于冈上肌激痛点引发的临床症状与体征，应注意鉴别。

【激痛点主治】

上臂外展无力，疼痛弧综合征（疼痛弧征是肩关节外展活动时，肩峰下间隙内结构与喙肩弓之间反复摩擦、撞击而产生的一种慢性肩部疼痛综合征，是中老年人群的常见病。其临床特征是肩关节主动外展活动时有一疼痛弧，而被动活动疼痛明显减轻甚至完全不痛。译者注），夜间疼痛和/或隐痛，肩峰下滑囊炎，肩袖肌腱病症；肩部深处隐痛并扩散至肘部（即网球肘），偶尔可弥散至手腕的拇指侧，可能会与狄奎凡（De Quervain）症（即桡骨茎突狭窄性腱鞘炎）相混淆；侧抬肩开始时疼痛，无法伸手到背后，肩部活动范围中度受限，肩关节发出显著的咔嗒声。

【关联性激痛点】

肩胛下肌、冈下肌、三角肌、斜方肌、背阔肌病症，肩袖问题及肱二头肌肌腱炎，在相应肌肉中产生的激痛点，可出现类似于冈上肌激痛点的引传痛模式。

十二、冈下肌（Infraspinatus）

拉丁语 *infra*，指下面的；*spina*，指骨脊。

冈下肌为肩袖的一部分，肩袖还包括冈上肌、小圆肌和肩胛下肌（图 4-23）。

【肌肉起点】

肩胛冈下窝的内侧 2/3 以及覆盖肌肉的深筋膜。

【肌肉止点】

肱骨大结节后表面的中间小关节面。

【神经支配】

肩胛上神经（$C_{5\sim6}$）。

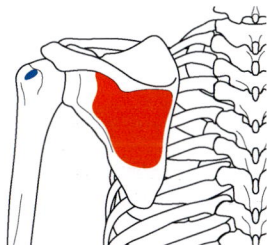

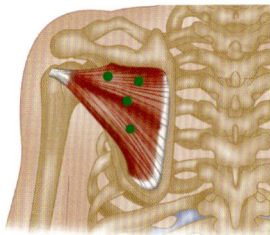

图 4-23 冈下肌解剖示意及其激痛点位置

【肌肉作用】

在肩盂肱关节处使上臂外旋。

【功能性运动】

在日常活动中,如将头发向后梳等动作。

【激痛点诱因】

在手臂无支撑情况下的过度活动(例如,操作电脑鼠标、驾驶、打网球、举重训练、水上运动、用滑雪杆进行滑雪运动);将物体拉至身后;在手臂伸展的情况下摔倒而造成的突然创伤和/或在意识到自己要摔倒时而试图防止摔倒的动作(即伸臂去支撑以防摔倒);长时间提重物。

【激痛点引传痛模式】

中、上段颈椎部位:肩关节前部深处,即肱二头肌长头区出现 3~4cm 的疼痛区域;向肱二头肌肌腹散射,并传至前臂,正中神经分布区出现弥散性疼痛症状。

肩胛中部:疼痛引传到肩胛骨内侧缘(图 4-24)。

【鉴别诊断】

肱二头肌肌腱炎、$C_{5\sim6}$

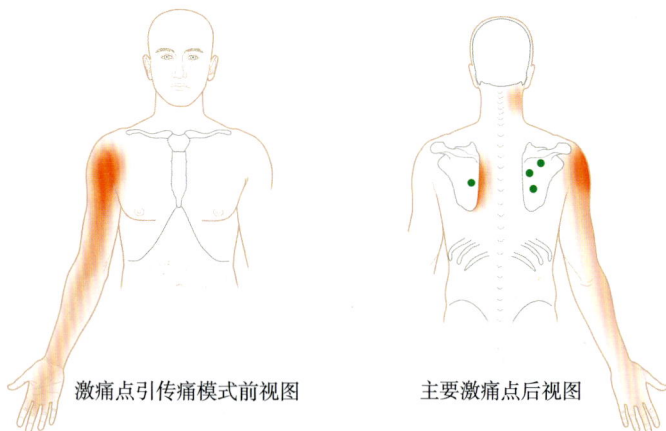

激痛点引传痛模式前视图　　　　主要激痛点后视图

图 4-24　冈下肌激痛点及其引传痛区域

神经根病症、肩胛上神经功能障碍,可出现类似于冈下肌激痛点引发的临床症状与体征,应注意鉴别。

【激痛点主治】

阿普利划痕试验(Apley scratch test)(背后)时可见肩关节活动度下降(该试验是通过让患者尝试触及对侧肩胛骨来综合评价肩关节的活动度。要求患者将手举过头,置于颈后,用指尖触及对侧肩胛骨来测试外展和外旋;手臂下垂,置于背后,用手背触及对侧肩胛骨以测试内收和内旋。译者注),偏瘫,肩袖肌腱病症,冻结肩综合征,背及肩前部痛,睡眠无论采用同侧和/或对侧肩着床姿势均可出现夜间肩痛,手臂感觉减退(原著为"dead-arm sensations",死臂感,生理学上指由于肌肉受到打击而引起的手臂暂时失去知觉。译者注),脱文胸时感觉疼痛,肩带疲劳感,臂力减弱,握力不足,手臂力量

减退,出汗异常变化(常为增多),电脑鼠标过度使用的"鼠标臂"。

【关联性激痛点】

肩胛下肌、肩胛提肌、胸肌、肱二头肌(长头)、三角肌前束、大圆肌、背阔肌病症,肩袖病症及肱二头肌肌腱炎,在相应肌肉中产生的激痛点可出现类似于冈下肌激痛点的引传痛模式。

十三、小圆肌 (Teres minor)

拉丁语 *teres*,指圆形的,细小形状的;*minor*,指较小的。

小圆肌为肩袖的一部分,肩袖还包括冈上肌、冈下肌和肩胛下肌(图 4-25)。

【肌肉起点】

肩胛骨的后表面紧邻肩胛骨外侧缘骨带的上 2/3 处。

【肌肉止点】

肱骨大结节下关节面。

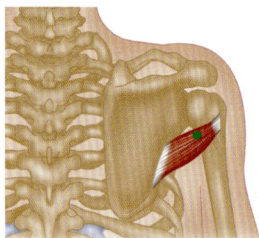

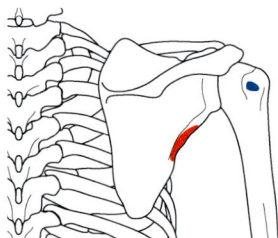

图 4-25　小圆肌解剖示意及其激痛点位置

【神经支配】

腋神经（C_5，C_6）。

【肌肉作用】

在盂肱关节处外旋上臂。

【功能性运动】

在日常活动中，如向后梳头的动作。

【激痛点诱因】

上臂后伸达到 90° 以上或手伸到背后，道路交通事故发生时紧握方向盘，长时间提重物，电脑和/或鼠标过度使用综合征。

【激痛点引传痛模式】

徽章区局部区域（2～5cm）的剧烈疼痛，并传至上肢后外侧（肘部以上），呈现出更加弥漫的椭圆形痛区（图 4-26）。

【鉴别诊断】

C_8～T_1 神经根病症、肩袖肌腱病症、肩 - 腕 - 手综合征、肩峰下和/或三角肌滑

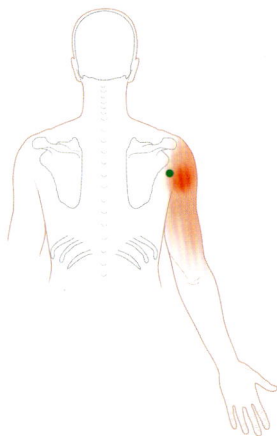

图 4-26　小圆肌激痛点及其引传痛区域

囊炎、肩撞击综合征（疼痛弧）、肩锁关节功能障碍等病症，均可出现类似于小圆肌激痛点引发的临床症状与体征，应注意鉴别。

【激痛点主治】

肩痛（特别是肩后部）、冻结肩综合征、肩袖损伤后康复期、肩峰下滑囊炎、肱二头肌肌腱炎，肩胛骨顶部外侧靠近后三角肌处的肩痛，常与其他一些肩部问题相关的疼痛（特别是肩袖问题），第 4、5 手指麻木和 / 或刺痛。

【关联性激痛点】

冈下肌肌内激痛点，可出现类似于小圆肌激痛点的引传痛模式。

十四、肩胛下肌（Subscapularis）

拉丁语 *sub*，指下面的；*scapularis*，指与肩胛骨有关的（肩胛的）。

肩胛下肌是肩袖的一部分，肩袖还包括冈上肌、冈下肌和小圆肌。腋窝后壁的大部分由肩胛下肌构成（图 4-27）。

【肌肉起点】

肩胛下窝内侧 2/3。

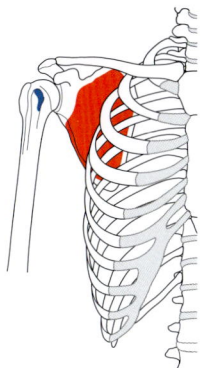

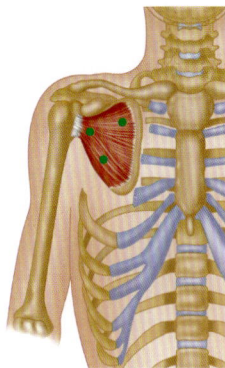

图 4-27　肩胛下肌解剖示意及其激痛点位置

【肌肉止点】

肱骨小结节。

【神经支配】

肩胛上神经和肩胛下神经[C_5, C_6,(C_7)]。

【肌肉作用】

使手臂在盂肱关节处内旋。

【功能性运动】

在日常活动中,如把手伸进背后的口袋中等动作。

【激痛点诱因】

体育运动相关的问题(特别是爬泳即自由泳,反复强力的过顶举物,棒球的投球和/或接球,板球),肩部骨折和/或脱位后,冻结肩综合征,突然意外的肩部负荷(如跌倒),骨折后以及长时间不活动(悬吊)。

【激痛点引传痛模式】

腋窝激痛点:盂肱关节后部(5～8cm)区域的剧烈疼痛,并伴有周围弥漫区;也可向下散射到上臂的后侧面和手腕的前后部(图4-28)。

【鉴别诊断】

撞击综合征、肩袖功能障碍、胸廓出口综合征、颈神经根病症(C_7)、心肺病症,可出现类似于肩胛下肌激痛点引发的临床症状和功能障碍,应注意鉴别。

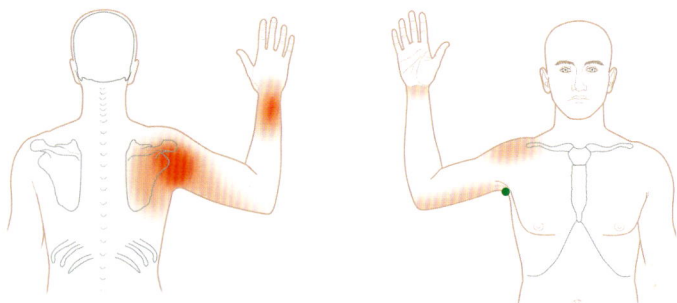

引传痛模式后视图

图 4-28　肩胛下肌激痛点及其引传痛区域

【激痛点主治】

肩袖肌腱病症,粘连性关节囊炎(冻结肩),外展伴外旋功能下降,肩后部剧痛,肩部活动范围受限,手无法伸到背部,投掷时疼痛,弹响肩和/或咔嗒声,中风(偏瘫)。

【关联性激痛点】

冈下肌、胸肌、小圆肌、背阔肌、肱三头肌、三角肌后束、冈上肌肌内激痛点,可出现类似于肩胛下肌激痛点的引传痛模式。

十五、大圆肌(Teres major)

拉丁语 *teres*,指圆形的,细形状的;*major*,指大的(图 4-29)。

【肌肉起点】

肩胛骨下角后表面下 1/3 的椭圆形区域。

【肌肉止点】

肱骨前表面结节间沟内侧唇。

【神经支配】

肩胛下神经($C_{5\sim7}$)。

【肌肉作用】

上臂在盂肱关节处内旋和后伸。

【功能性运动】

在日常活动中,如把手伸进背后口袋的动作。

【激痛点诱因】

运动相关,强力的过顶举物,肩部骨折和/或脱位

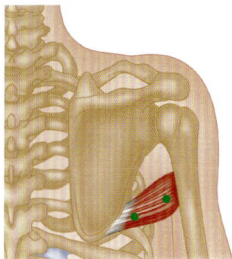

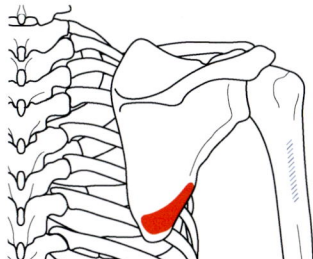

图 4-29　大圆肌解剖示意及其激痛点位置

后,肩袖肌腱病症,突发性肩部意外负荷(如跌倒),骨折后以及长时间不活动(悬吊)。

【激痛点引传痛模式】

盂肱关节后部的深度疼痛,并在三角肌后部呈现(5～10cm)椭圆形疼痛区域(可强烈地向肱二头肌长头散射);前臂背侧呈弥漫性疼痛(图 4-30)。

【鉴别诊断】

撞击综合征、肩袖肌腱病症、颈神经(C_6～C_7)病症、胸廓出口综合征、冈上肌钙化症,均可出现类似于大圆肌激痛点引发的临床症状和功能障碍,应注意鉴别。

【激痛点主治】

冻结肩综合征,手举过头顶时会感到疼痛,休息时出现轻度疼痛,驾驶时疼痛、撞击综合征,有时会误诊为胸廓出口综合征的疼痛。

【关联性激痛点】

菱形肌、肱三头肌(长

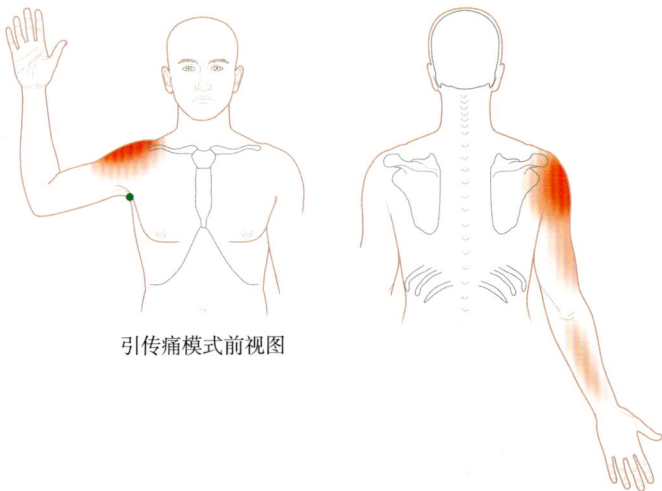

引传痛模式前视图

图 4-30　大圆肌激痛点及其引传痛区域

头）、背阔肌、小圆肌、胸肌、三角肌后束内病症，C_6 或 C_7 颈椎间盘问题，三角肌下滑囊炎等，在相应肌肉中产生的激痛点可出现类似于大圆肌激痛点的引传痛模式。

十六、肱二头肌（Biceps brachii）

拉丁语 *biceps*，指双头的；*brachii*，指手臂的。

肱二头肌与三个关节的运动有关。它在起始处有两个腱头和两个肌腱附着点。短头与喙肱肌和肱骨一起构成腋窝侧壁的一部分（图4-31）。

【肌肉起点】

长头：肩胛骨的盂上结节。

短头：喙突尖。

【肌肉止点】

桡骨粗隆。

【神经支配】

肌皮神经（$C_{5,6}$）。

【肌肉作用】

使前臂在肘关节处有力地屈曲，使前臂旋后（它被描述为插入开瓶器并拔出软木塞的肌肉）。盂肱关节处的臂副屈肌（即可轻微屈上臂）。

【功能性运动】

在日常活动中，如捡起一个物体，把食物放入嘴中的动作。

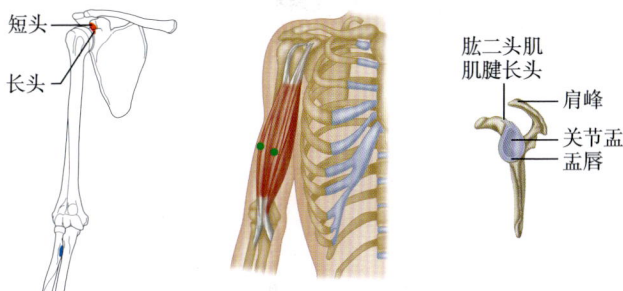

图 4-31　肱二头肌解剖示意及其激痛点位置

【激痛点诱因】

重复性运动损伤、投掷和/或体育运动诱发（如篮球、网球）、手臂重复性动作、手掌向上举起重物（如举重训练）、乐器演奏（如小提琴、吉他）。

【激痛点引传痛模式】

在长头肌腱表面出现强烈的呈椭圆形的局部性疼痛；引传痛向肘前窝（前臂伸直旋后位时可见三个肌肉隆起部，中间为肱二头肌下端及深部肱肌，内侧为旋前圆肌、桡侧腕屈肌、掌长肌，外侧为肱桡肌、桡侧诸伸肌，三个肌肉隆起部于髁间线之下围成的三角形凹陷。译者注）散射（图 4-32）。

【鉴别诊断】

盂肱关节骨关节炎、肩锁关节骨关节炎，肩胛下肌与冈下肌病症、肩峰下滑囊炎、肱二头肌肌腱炎、C_5 神经根疾病等病症，可出现类似于肱二头肌激痛点引发的

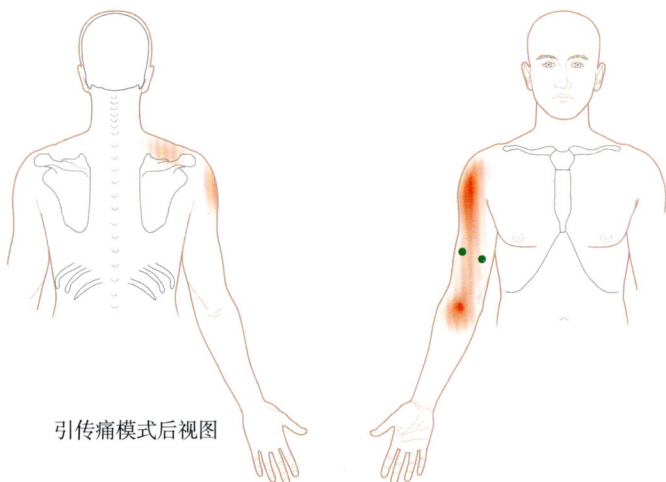

引传痛模式后视图

图 4-32　肱二头肌激痛点及其引传痛区域

临床症状和功能障碍,应注意鉴别。

【激痛点主治】

肩前侧疼痛伴上臂外展功能下降,二头肌肌腱炎,上臂外展范围降低,Apley 划痕试验(指摸背试验)完成能力降低,冻结肩综合征,肩前疼痛,掌面向上翻转无力,肩部酸痛。

【关联性激痛点】

肩胛下肌、冈下肌、肱肌、旋后肌、上斜方肌、喙肱肌、肱三头肌、三角肌前束内的激痛点,可出现类似于肱二头肌激痛点的引传痛模式。

十七、肱肌
(Brachialis)

拉丁语 *brachialis*,指与手臂相关的,手臂的。

肱肌位于肱二头肌的后方,是肘关节屈曲的主要肌肉。部分肌纤维可能与肱桡肌融合(图 4-33)。

【肌肉起点】

肱骨(肱骨体下半部)的(前面、内侧和外侧表面)和邻近的肌间隔。

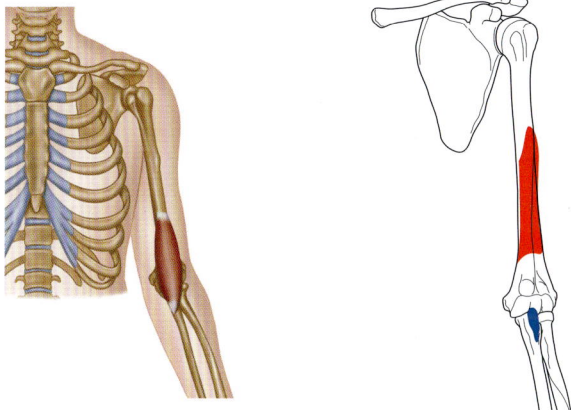

图 4-33 肱肌解剖示意

【肌肉止点】

尺骨粗隆。

【神经支配】

肌皮神经 C_5，C_6。外侧部（桡侧）肌肉有少量的尺神经（C_7）分布。

【肌肉作用】

在肘关节处强有力地屈曲前臂。

【功能性运动】

在日常活动中，如把食物放入嘴中的动作。

【激痛点诱因】

过度使用损伤，上交叉姿势，手臂举过头顶的职业，体育运动如打网球或游泳，爆发力性提（举）重物（二头肌），健身房运动。

【激痛点引传痛模式】

疼痛主要发生在拇指根部、三角肌前束和肘关节以下。患者经常抱怨拇指和手有刺痛或麻木感（图 4-34）。

【鉴别诊断】

腕管综合征、桡骨茎突狭窄性腱鞘炎、拇指关节骨关节炎等病症，可出现类似于肱肌激痛点引发的临床症

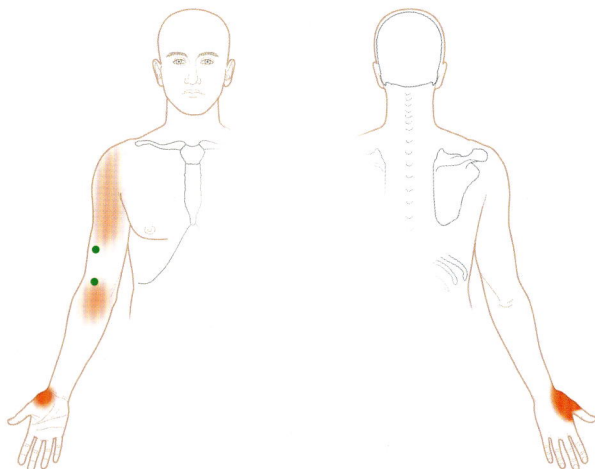

图 4-34　肱肌激痛点及其引传痛区域

状和体征,应注意鉴别。

【激痛点主治】

常与肱二头肌短头肌腱病症,以及肱二头肌其他一些问题有关,拇指疼痛。

【关联性激痛点】

肱二头肌、喙肱肌肌内激痛点,可出现类似于肱肌激痛点的引传痛模式。

十八、喙肱肌（Coracobrachialis）

希腊语 *korakoeides*,指像大乌鸦（渡鸦）的。

拉丁语 *brachialis*,指与手臂有关的（手臂的）。

喙肱肌虽然作用于肩关节,但将其也列入此处是因为它更靠近这组肌群的其他肌肉。喙肱肌与肱二头肌短头和肱骨一起构成腋窝侧壁。喙肱肌之所以得名,是因为它看起来像乌鸦的喙（这里的解释不妥,应该是因为它起于喙突而止于肱骨,形状像乌鸦的喙是指喙突。译者注）（图4-35）。

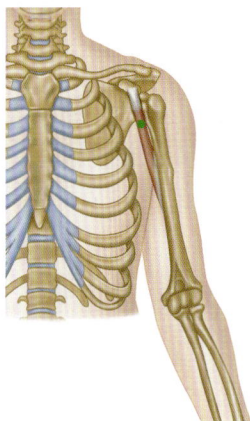

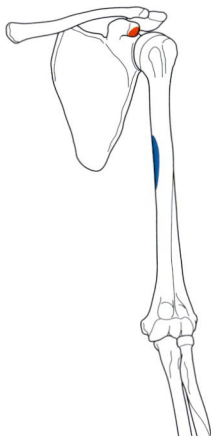

图 4-35　喙肱肌解剖及激痛点位置示意

【肌肉起点】

喙突尖端。

【肌肉止点】

肱骨中段的内侧面。

【神经支配】

肌皮神经（$C_{5\sim7}$）。

【肌肉作用】

在盂肱关节处屈曲手臂。

【功能性运动】

在日常活动中，如拖地等动作。

【激痛点诱因】

突然地偏心负重，相关职业及运动。

【激痛点引传痛模式】

疼痛引传到徽章区、三角肌区，以及手臂后侧到手背、中指背侧（图 4-36）。

【鉴别诊断】

冈下肌激痛点、C_7神经根病症、徽章区域病症、肩峰下疼痛综合征等病症，可出现类似于喙肱肌激痛点引发的临床症状和体征，应注意鉴别。

【激痛点主治】

过度使用性损伤，上交叉综合征，手臂举过头顶的职业（如打网球、游泳及举重等体育运动）。

【关联性激痛点】

肱三头肌、三角肌前

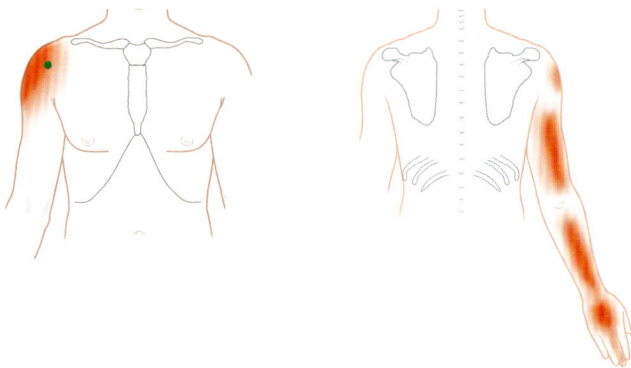

图 4-36　喙肱肌激痛点及其引传痛区域

束内的激痛点,可出现类似于喙肱肌激痛点的引传痛模式。

十九、肱三头肌 (Triceps brachii)

拉丁语 *triceps*,指三个头的;*brachii*,指手臂的。

肱三头肌起点有三个头,三个头汇合形成一条大肌腱。它是上臂背侧唯一的肌肉。内侧头大部分被外侧头和长头覆盖(图 4-37)。

【肌肉起点】

长头:肩胛骨关节盂下结节。

内侧头:肱骨后侧面(桡神经沟的内下方)。

外侧头:肱骨后侧面(桡神经沟的外上方)。

【肌肉止点】

尺骨鹰嘴后部。

【神经支配】

桡神经($C_{6～8}$)。

【肌肉作用】

在肘关节处伸展前臂。长头还可在肩关节处伸和内收手臂。

【功能性运动】

在日常活动中,如扔东西、推门把它关上等动作。

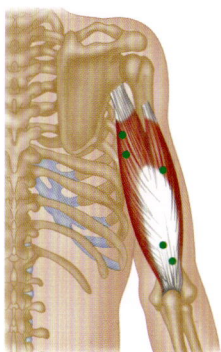

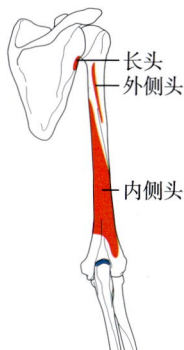

图 4-37 肱三头肌解剖及激痛点位置示意

长头
外侧头
内侧头

【激痛点诱因】

重复性运动损伤,投掷和/或运动(如打篮球、网球)诱发,用手臂的重复性动作,手掌向上举起重物(如以三头肌为重点的举重训练),乐器演奏(如小提琴、鼓、吉他)。

【激痛点引传痛模式(图4-38)】

长头(激痛点):肩部上外侧缘疼痛,并沿上肢后侧弥漫性放射;在鹰嘴突周围有强烈的疼痛区,然后隐约进入前臂后侧。

内侧头(激痛点):内上髁处出现 5cm 大小的一小片痛区,并沿前臂内侧缘散射到第 4、5 指。

外侧头(激痛点):上肢后中线部位出现强烈的疼痛,并隐约向前臂后方散射。

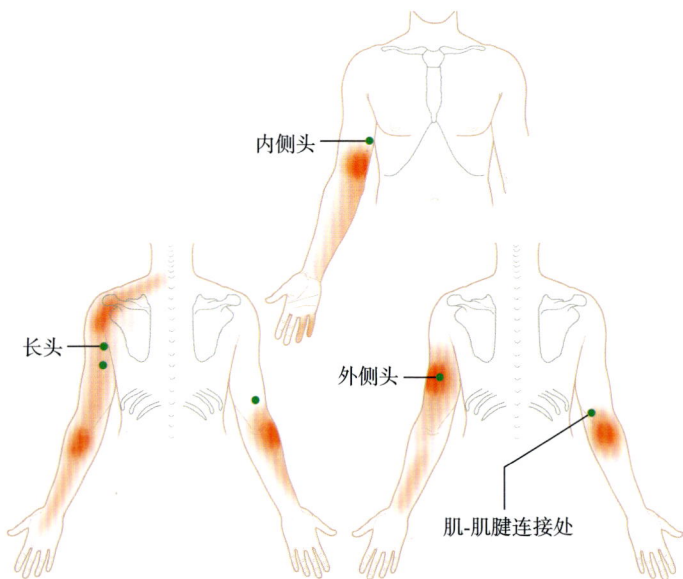

图 4-38 肱三头肌激痛点及其引传痛区域

【鉴别诊断】

桡神经损伤、尺神经病症、C₇神经病症（颈椎间盘问题）等，可出现类似于肱三头肌激痛点引发的临床症状和体征，应注意鉴别。

【激痛点主治】

高尔夫球肘和/或网球肘、肘和/或肩关节炎、长期使用拐杖和/或手杖、手臂重复性机械活动、球拍类的运动等引起的上肢疼痛，肩前痛，手掌向上翻转无力及肩部酸痛。

【关联性激痛点】

小圆肌和/或大圆肌、背阔肌、肘肌、旋后肌、肱桡肌、桡侧腕长伸肌、三角肌前束内激痛点，可出现类似于肱三头肌激痛点的引传痛模式。

二十、肘肌
（Anconeus）

希腊语 *agkon*，指肘（图4-39）。

【肌肉起点】

肱骨外上髁。

【肌肉止点】

尺骨鹰嘴外侧面和尺骨近端后表面。

【神经支配】

桡神经（C₆₋₈）。

【肌肉作用】

在掌心向下的状态下（前臂旋前时）使尺骨外展。肘关节的副伸肌。

【功能性运动】

在日常活动中，如在伸直手臂时推动物体的动作。

【激痛点诱因】

重复性运动损伤，投掷和/或运动（如篮球、网球）诱发，手臂重复性动作，手掌向上举起重物（如以肱三头肌为重点的举重训练），乐器演奏（如小提琴、鼓、吉他），过度使用，某些职业和重复性劳损。

【激痛点引传痛模式】

局部性肘后疼痛。激痛点引起的肘部疼痛常被误认为是网球肘，（在本激痛点存在的情况下）当试图屈曲肘关节和前臂旋后时会感到疼痛（图4-40）。

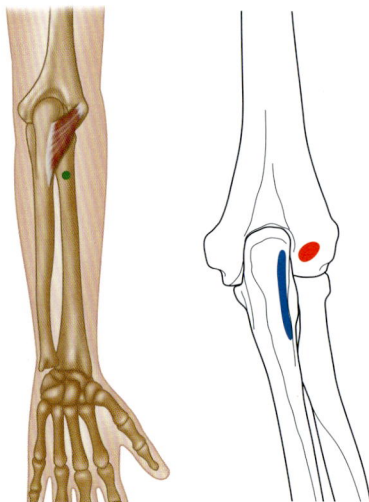

图 4-39　肘肌解剖及激痛点位置示意

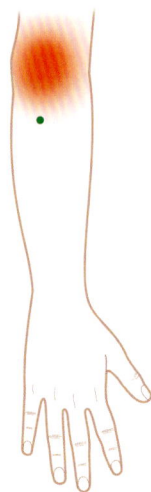

图 4-40　肘肌激痛点及其引传痛区域

【鉴别诊断】

桡神经损伤、尺神经病症、肱三头肌功能障碍、颈神经病症（颈椎间盘问题）等病症，可出现类似于肘肌激痛点引发的临床症状和体征，应注意鉴别。

【激痛点主治】

高尔夫球肘和/或网球肘，肘和/或肩关节炎，长期使用拐杖和/或手杖，手臂重复机械活动，球拍运动，掌心无力向上翻转。

【关联性激痛点】

肱三头肌、旋后肌、腕屈肌肌内激痛点，可出现类似于肘肌激痛点的引传痛模式。

【附】激痛点与冻结肩综合征（粘连性关节囊炎）

有 60% 的人在某种程度上都受到肩痛的影响，其发病率随着年龄的增长而增加。最常见的临床问题是肩袖肌腱病症（70%），其次是肩峰下疼痛（10%），然而仅有 3%～5% 的人群受到冻结肩综合征（粘连性肩关节囊炎，AC）的影响。

粘连性肩关节囊炎平均病程持续 30 个月，在女性中更常见，（女性与男性）比例为 60：40，糖尿病患者中的发病率高达普通人群的 10 倍。它所导致的残疾对生活质量产生了严重的影响，特别是在早期阶段（冻结期）（一般将本病分为急性期、冻结期和解冻期，作者所述的早期及临床症状特征似乎不太准确，因为夜间痛应为急性期的特点，并非冻结期的特点；而活动严重受限不是急性期的特点，而是冻结期的特点。译者注），其特征是剧烈的夜间痛、肌肉痉挛，以及向所有方向的活动范围减少 50%。

虽然它仅代表了肩部疼痛的很小一部分病症，但它能展示解决所有肩部问题的治疗方案。在盂肱关节周围，身体似乎以一种由肱二头肌和肩胛下肌维持的"默认保持模式"来闭合（肩关节）。由于这些肌肉总是处于"被启动状态"，因此，就会出现继发性反射性变化，诸如在拮抗肌与主动肌中出现的交互抑制，神经系统被迫募集其他肌肉做"错误的工作"，从而导致了继发性激痛点的产生。参见"Niel-Asher 技术"（NAT）。

偏瘫——默认姿势（去大脑姿势）

骨科干预

通过解开粘连性肩关节囊炎的秘密，我们可以深入了解肩部和其他周围关节的运作模式。激痛点常出现在肱二头肌（见 133 页）、肩胛下肌（见 129 页）和冈下肌（见 125 页）中。

此外，由于症状的持续时间较长，粘连性肩关节囊炎会引发中枢敏化，并可能累及自主神经系统（图 4-41，图 4-42）。

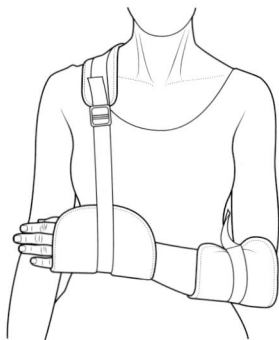

骨科干预

图 4-41　骨科干预示意

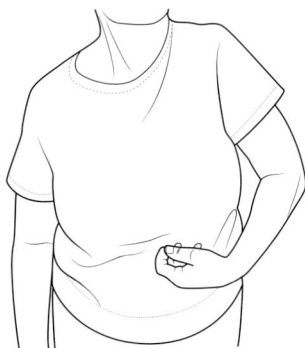

偏瘫——默认姿势（去大脑姿势）

图 4-42　偏瘫姿势示意

（陈璐、秋添、黎波、高靓　译，杜元灏　审校）

第5章

前臂和手部的肌肉

在日常生活中,使用电脑、手机、游戏机以及从事其他相关的重复性活动,常导致前臂和手腕产生激痛点而出现引传痛的患者数量大幅度增加。腕管综合征经常被误诊,因为源自旋前圆肌和/或掌长肌的激痛点完全可以引发同样的症状。许多被误诊为腕管综合征的患者都进行了不必要的手术,而另一些手指麻木和刺痛的患者可能被误诊为胸廓出口综合征。真正的腕管综合征更有可能是由使用振动工具或先前的损伤引起的,例如手腕骨折或扭伤导致的肿胀。对于这些患者,医师经常会给予一个支架(或吊带)和支撑物,这可能会起到一些缓解效果,但对于解决激痛点造成的问题几乎无济于事。激痛点不仅可以引发颇似这类综合征出现的疼痛,而且这些激痛点导致的肌肉紧张可能还会压迫到穿过颈、肩和前臂的神经甚至神经丛(肌源性压迫)。

手腕疼痛、手部麻木或手指刺痛可能与10块以上的肌肉有关。尤其要注意诊查斜角肌、胸小肌、肱二头肌、肱肌、喙肱肌、肱桡肌、腕伸肌和腕屈肌的激痛点。

一、旋前圆肌 (Pronator teres)

拉丁语 *pronare*,指前屈;*teres*,指圆形的、细形状的(图 5-1)。

【肌肉起点】

肱骨头:肱骨内上髁和邻近的内上髁上脊线。

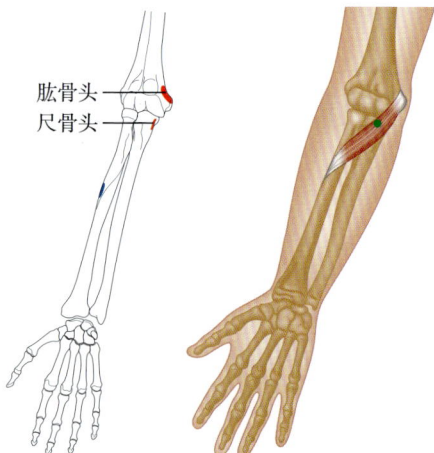

肱骨头 ——

尺骨头 ——

图 5-1　旋前圆肌解剖及激痛点位置示意

尺骨头：尺骨冠突内侧缘。

【肌肉止点】

桡骨外侧面中部（旋前肌粗隆）。

【神经支配】

正中神经（$C_{6,7}$）。

【肌肉作用】

前臂旋前（协助屈肘关节。译者注）。

【功能性运动】

在日常活动中，如把液体从容器中倒出，转动门把手等动作。

【激痛点诱因】

长时间抓握，推拿；手腕骨折或跌倒，打石膏（固定）；体育运动（如用球拍进行正手击球时的旋转，使用滑雪杖），职业性工作。

【激痛点引传痛模式】

腕掌区（外侧）深处强烈的疼痛，并向前臂前外侧散射（图 5-2）。

【鉴别诊断】

桡骨茎突狭窄性腱鞘炎、腕管肿胀、拇指近端骨关节炎、尺桡骨远端关节脱位、

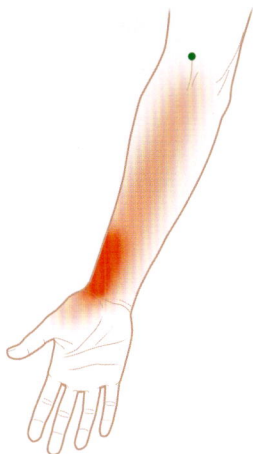

图 5-2　旋前圆肌激痛点及其引传痛区域

上髁炎等病症，易产生类似本激痛点引起的临床症状，应注意鉴别。

【激痛点主治】

手腕疼痛（外侧），手握成杯状旋后时疼痛，理发师（过度使用剪刀）的疼痛，手无法做"抓杯"动作（特别是"拔罐"和伸腕动作），肩痛（代偿性），驾驶时手腕疼痛。

【关联性激痛点】

指屈肌、斜角肌、胸大肌、旋前方肌病症，易在相应

肌肉中产生类似本激痛点的引传痛模式。

二、掌长肌（Palmaris longus）

拉丁语 *palmaris*，指与手掌有关的（掌的）；*longus*，指长的。

14% 的人没有掌长肌（图 5-3）。

【肌肉起点】

肱骨内上髁。

【肌肉止点】

手掌腱膜。

【神经支配】

正中神经 $[(C_6), C_{7,8}]$。

【肌肉作用】

屈腕。拉紧掌筋膜。

【功能性运动】

在日常活动中，如（用手）抓住一个小球、用手掌心捧起来喝手中的水等动作。

【激痛点诱因】

直接创伤（如摔倒时手臂伸直着地），职业性动作，球拍类运动，挖掘引起的手

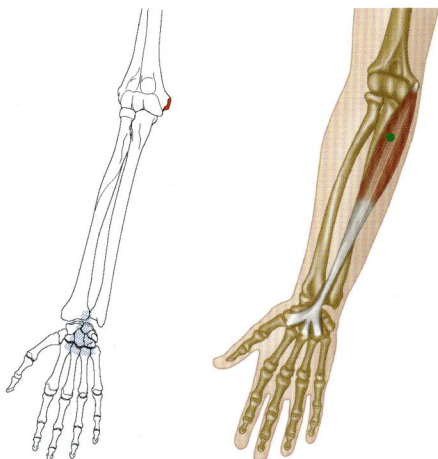

图 5-3　掌长肌解剖及激痛点位置示意

掌损伤。

【激痛点引传痛模式】

前臂的前侧面呈现弥漫性疼痛,在掌心有 2～3cm 的片区出现剧烈疼痛,围绕其周围的区域则呈现表浅的刺痛和针刺样感觉(图 5-4)。

【鉴别诊断】

神经性疼痛、掌腱膜挛缩症、腕管综合征、复杂性区域疼痛综合征(反射性交感神经营养不良)、硬皮病、皮肌炎等病症,易产生类似激痛点引起的临床症状和体

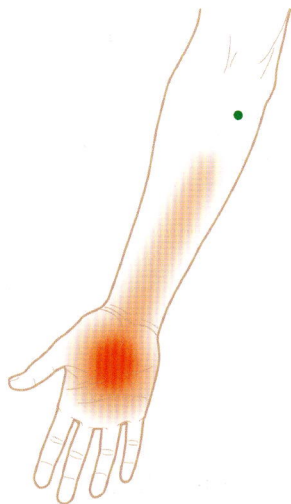

图 5-4　掌长肌激痛点及其引传痛区域

征,应注意鉴别。

【激痛点主治】

掌心疼痛和"酸痛",手和/或掌心压痛,手握力功能丧失,网球肘。

【关联性激痛点】

桡侧腕屈肌、肱肌、旋前圆肌、腕关节(腕骨)病症,通常与肱三头肌的长头病症相关,在相应肌肉中产生的激痛点可出现类似于掌长肌激痛点的引传痛模式。

三、腕屈肌 (Wrist flexors)

拉丁语 *flectere*,指弯曲;*carpi*,指腕的;*radius*,指棍棒、车轮辐条(前面的 *radi-* 是它的主干部分,本意是"棍棒";后面的 -us 是附加在主干部分的小尾巴,没什么实际含义,可以简单地看作是名词后缀。合起来整个单词的字面意思就是"棍棒",但它不是一般的棍棒,常特指安装在车轮上的辐条,比较结实的直棍棒。在解剖学领域,radius 为什么表示"桡骨"呢?桡骨是人体前臂两根长骨中较短的那根,较直较粗,看起来就像是一根短棍棒,所以也被称为 *radius*。译者注);*ulnaris*,指肘或臂的;*digitus*,指手指;*superficialis*,指表浅的;*profundus*,指深的。

腕屈肌包括:桡侧腕屈肌、尺侧腕屈肌、指浅屈肌和指深屈肌(图 5-5)。

【肌肉起点】

肱骨内上髁的前侧部(即肱骨内下端)是屈肌的共同起点。

【肌肉止点】

腕骨、掌骨和指骨。

【神经支配】

正中神经($C_{6\sim8}$, T_1)。

【肌肉作用】

屈腕关节(桡侧腕屈肌也能外展腕关节,尺侧腕屈肌也能内收腕关节)。

【功能性运动】

在日常活动中,如把一

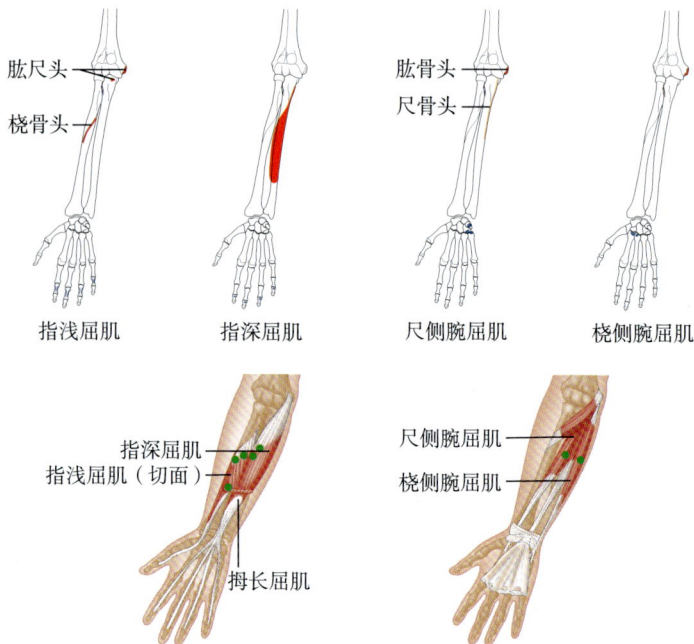

肱尺头
桡骨头

指浅屈肌　　　指深屈肌

肱骨头
尺骨头

尺侧腕屈肌　　桡侧腕屈肌

指深屈肌
指浅屈肌（切面）

拇长屈肌

尺侧腕屈肌
桡侧腕屈肌

图 5-5　腕屈肌解剖及激痛点位置示意

根绳子朝着自己拉（如拔河等动作。译者注），挥动斧头或锤子，从瓶子里倒出液体，转动门把手等动作。

【激痛点诱因】

长时间紧握手的动作，推拿，手腕骨折或跌倒、打石膏（固定），体育运动（如用球拍正手旋转动作、用滑雪杆滑雪），职业性的动作，扳机指（指屈肌）。

【激痛点引传痛模式】

每块肌肉的激痛点均向下臂、手腕、手和手指散射疼痛（图 5-6）。

【鉴别诊断】

尺神经炎、颈神经病症、腕骨功能障碍、桡骨茎突狭

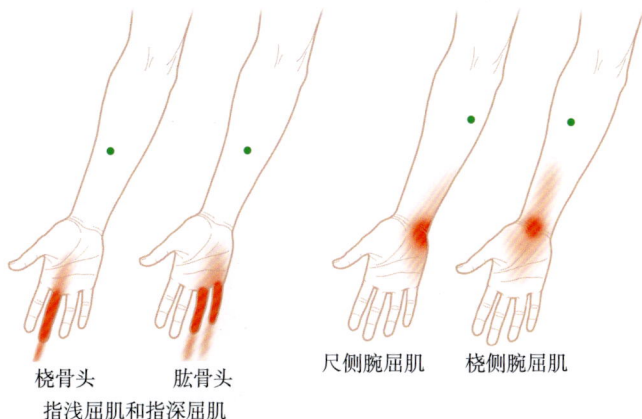

桡骨头　　　肱骨头
指浅屈肌和指深屈肌

尺侧腕屈肌　　桡侧腕屈肌

图 5-6　腕屈肌激痛点及其引传痛区域

窄性腱鞘炎（狄奎凡症）、重复性劳损、骨关节炎和类风湿关节炎、桡尺关节盘（远端）问题、腕管综合征、肱骨内上髁炎等病症，可出现类似于腕屈肌激痛点引起的临床症状和体征，应注意鉴别。

【激痛点主治】

手和/或手腕和/或手指疼痛，扳机指，使用剪刀剪东西、用手紧抓东西出现的疼痛，高尔夫球肘，重复性劳损，理发师理发，转手拔火罐

动作等出现的疼痛，手指屈肌紧张（紧绷）。

【关联性激痛点】

肩部或上臂肌肉、斜角肌、拇长屈肌病症，易在相应肌肉中产生类似本激痛点的引传痛模式。

四、旋前方肌（Pronator quadratus）

拉丁语 *pronare*，指前屈；*quadratus*，指方形的（图 5-7）。

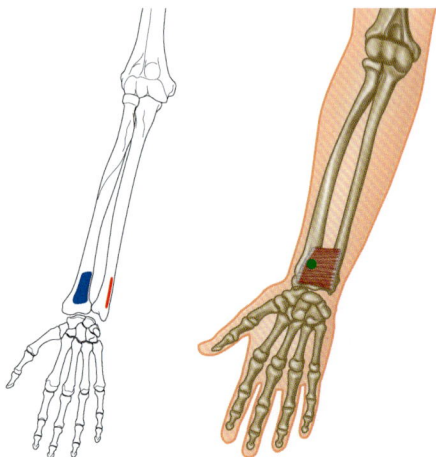

图 5-7 旋前方肌解剖及激痛点位置示意

【肌肉起止点】

1. **起点** 尺骨远端前表面的线性嵴。

2. **止点** 桡骨远端(下端)前面。

【神经支配】

正中神经($C_{7,8}$)的骨间前神经支。

【肌肉作用】

前臂与手内旋;有助于桡骨和尺骨保持并拢,减轻下端桡尺关节的压力。

【功能性运动】

在日常活动中,如把手向下转动,从手中将某种物质倒出的动作。

【激痛点诱因】

手腕骨折后,重复性劳损和/或过度使用,长时间使用鼠标,球拍类运动,不合适的拉伸运动,演奏乐器。

【激痛点引传痛模式】

观察到两种主要的疼痛模式。最常见的形式是疼痛沿前臂内侧可向远端和近端同时散射。在某些情况下,疼痛区扩散到内上髁近端和第五指远端。第二种主要类型是疼痛向远端扩散到第 3 和/或第 4 指（图 5-8）。

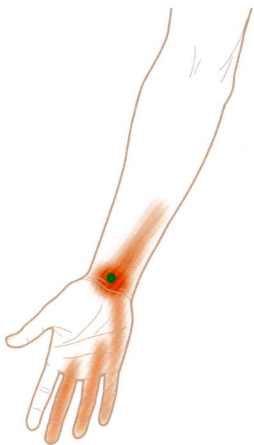

图 5-8　旋前方肌激痛点及其引传痛区域

【鉴别诊断】

狄奎凡氏症、腕管综合征、颈椎病、下位颈椎的椎间盘或骨的退行性变等病症，可出现类似于旋前方肌激痛点引发的临床症状和体征，应注意鉴别。

【激痛点主治】

手掌及腕部疼痛，腕关节盘疼痛。

【关联性激痛点】

相关肌筋膜以及与腕关节盘相关的结缔组织病症，在相应肌肉中产生的激痛点可出现类似于旋前方肌激痛点的引传痛模式。

五、肱桡肌（Brachioradialis）

拉丁语 *brachium*，指手臂；*radius*，指棍棒、车轮辐条。

肱桡肌形成肘窝的外侧边界。当抵抗阻力时，肱桡肌的肌腹会明显突起（图 5-9）。

【肌肉起点】

肱骨外上髁嵴的近端部及邻近的肌间隔。

【肌肉止点】

桡骨远端的下表面，正好在茎突的上方。

【神经支配】

桡神经（$C_{5,6}$）。

【肌肉作用】

在前臂处于旋转的中立位（即拇指向上位，肘关节屈曲 90°，手掌向内，拇指

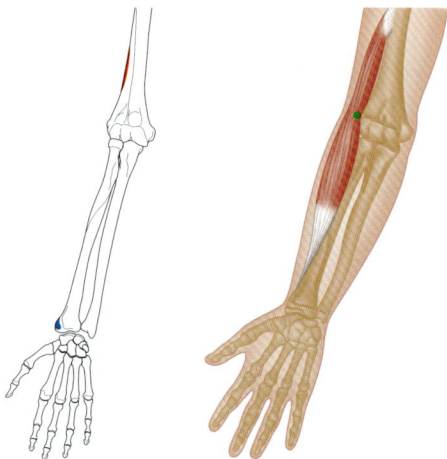

图 5-9　肱桡肌解剖及激痛点位置示意

向上,前臂处于完全旋前和旋后的中间位置。平均而言,前臂旋前约 75°,旋后约 85°。译者注)时,可作为肘关节的辅助屈肌。

【功能性运动】

在日常活动中,如拧瓶塞钻(使钻入瓶塞)的动作。

【激痛点诱因】

重复性劳损,长时间使用鼠标,球拍类运动,不合适的拉伸动作,演奏乐器。

【激痛点引传痛模式】

肱骨外上髁处 3～4cm 的片区出现疼痛,伴手臂隐痛(桡骨边缘),拇指背部出现局部性剧烈疼痛(图 5-10)。

【鉴别诊断】

狄奎凡氏症、拇指骨关节炎(大多角骨)等病症,可出现类似于桡肱肌激痛点引发的临床症状和体征,应注意鉴别。

【激痛点主治】

肘痛,拇指(背侧)疼痛,网球肘,手握持无力,重复性劳损。

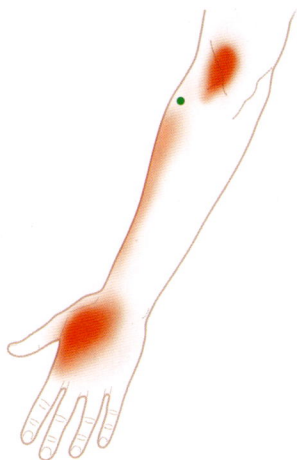

图 5-10　肱桡肌激痛点及其引传痛区域

伸肌肌内激痛点，可出现类似于肱桡肌激痛点的引传痛模式。

六、腕伸肌 （Wrist extensors）

拉丁语 *extendere*，指伸展；*carpi*，指腕的，*radius*，指棍棒、车轮辐条，*longus*，指长的，*brevis*，指短的，*ulnaris*，指肘的（图 5-11）。

【肌肉起点】

伸肌总腱起于肱骨外上髁（即肱骨外侧下端）。

【肌肉止点】

掌骨的背侧表面。

【关联性激痛点】

肱二头肌、肱肌、桡侧长伸肌或短伸肌、旋后肌、指

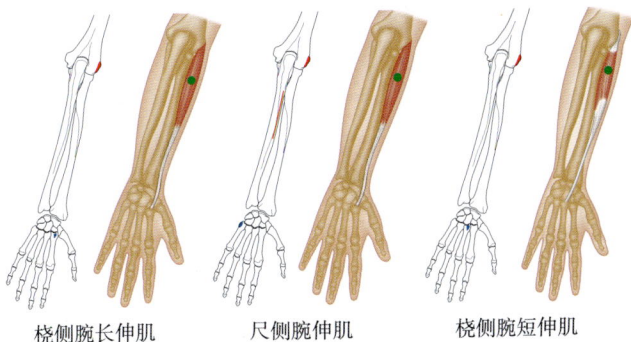

桡侧腕长伸肌　　　尺侧腕伸肌　　　桡侧腕短伸肌

图 5-11　腕伸肌解剖及激痛点位置示意

【神经支配】

桡侧长和/或短伸肌:桡神经（$C_5 \sim C_8$）。

尺侧腕伸肌:桡深神经（骨间后神经）（$C_5 \sim C_8$）。

【肌肉作用】

伸腕关节（桡侧腕长和/或短伸肌也能外展腕关节,尺侧腕伸肌也能内收腕关节）。

【功能性运动】

在日常活动中,如揉面团、打字、清洁窗户的动作。

【激痛点诱因】

电脑鼠标和/或键盘（长时间使用）,长时间的重复性抓握动作（如写作,熨烫,使用工具,投掷,推拿）;手腕骨折或跌倒（尺侧腕伸肌损伤）,打石膏（固定）;体育运动（如球拍类运动,网球肘,使用雪杖类运动,滑雪）;职业性动作,演奏乐器（钢琴、小提琴、鼓）。

【激痛点引传痛模式（图 5-12）】

桡侧腕长伸肌（激痛点）:在肱骨外上髁处有 $2 \sim 3cm$ 的片区出现剧烈疼痛,并弥漫性散射到拇指以上的手背。

桡侧腕短伸肌（激痛

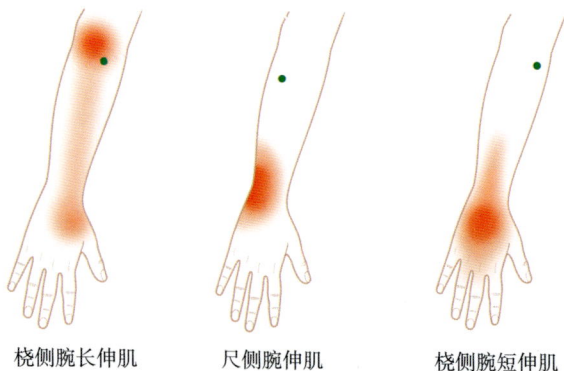

桡侧腕长伸肌　　尺侧腕伸肌　　桡侧腕短伸肌

图 5-12　腕伸肌激痛点及其引传痛区域

点）：手背处有 3～5cm 的片区出现剧烈的疼痛。

尺侧腕伸肌：剧烈的局部性疼痛，并特异性地引传至手背的尺侧表面及腕背部的大部分区域。

【鉴别诊断】

肱骨外上髁炎、C_5～C_6 神经根病症、狄奎凡氏症、腕关节功能障碍、骨关节炎、腕管综合征等病症，可出现类似于腕伸肌激痛点引发的临床症状和体征，应注意鉴别。

【激痛点主治】

前臂和/或肘部和/或手腕和/或手疼痛，手指僵硬、握持疼痛和/或无力，网球肘，手在紧握和扭转时疼痛，在抓握活动中动作控制（精细）不良。

【关联性激痛点】

旋后肌、肱桡肌、指伸肌、肱三头肌、肱二头肌、肘肌肌内激痛点，可出现类似于腕伸肌激痛点的引传痛模式。

七、指伸肌（Extensor digitorum）

拉丁语 extendere，指伸展；digitorum，指手指或足趾的。

每条指伸肌腱都越过每个掌指关节，形成一个三角形的膜状薄板，被称为指伸肌腱腱帽或伸肌扩张部，指伸肌肌腱进入手的蚓状肌和骨间肌的止点处。小指伸肌与示指伸肌也止于指伸肌腱腱帽（图 5-13）。

【肌肉起点】

肱骨外上髁及邻近的肌间隔和深筋膜。

【肌肉止点】

四根肌腱，通过伸肌腱腱帽止于示指、中指、环指和小指的中节和远节指骨底部的背侧。

【神经支配】

骨间后神经（C_7，C_8）。

【肌肉作用】

伸展示指、中指、环指和

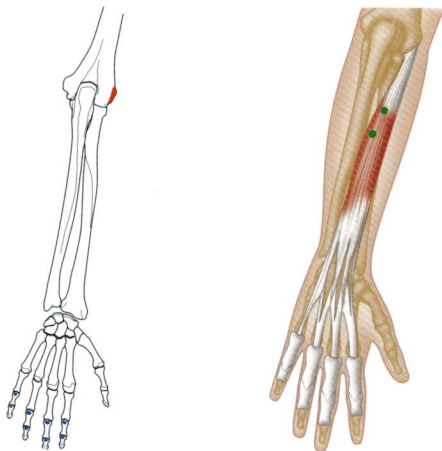

图 5-13　指伸肌解剖及激痛点位置示意

小指,也可以伸腕。

【功能性运动】

在日常活动中,如放开握在手中的东西等动作。

【激痛点诱因】

长时间使用电脑鼠标和/或键盘,长时间重复性抓握(如写作、熨烫、使用工具、投掷、推拿);手腕骨折或跌倒,打石膏(固定);体育运动(球拍类运动如网球肘,用雪杖类运动如滑雪);职业性动作,演奏乐器(如钢琴、小提琴、鼓);睡觉时双手蜷缩在头和/或枕头下。

【激痛点引传痛模式】

前臂的弥散性疼痛,在有关手指(掌骨近端)处变得到更加剧烈;外上髁疼痛(图 5-14)。

【鉴别诊断】

神经根病症(颈椎)、肱骨外上髁炎(网球肘)(本处指无激痛点存在的一般网球肘。译者注)、手指骨关节炎、狄奎凡氏症、机械性手腕疼痛(腕骨)等病症,可出现类似于指伸肌激痛点引发

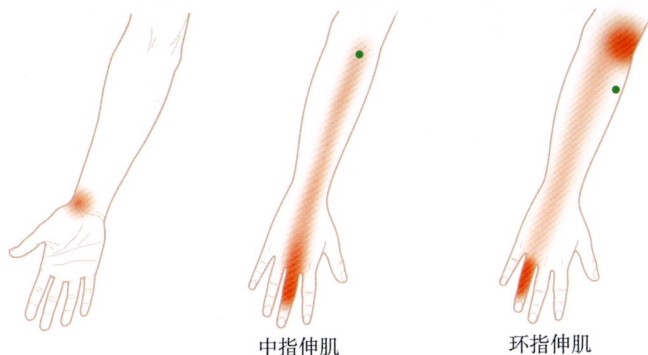

中指伸肌　　　　　环指伸肌

图 5-14　指伸肌激痛点及其引传痛区域

的临床症状和体征,应注意鉴别。

【激痛点主治】

手指和/或手和/或手腕和/或肘部疼痛,手指僵硬和/或疼痛和/或无力(握力下降),网球肘(本处特指有激痛点存在的网球肘。译者注),手用力紧握时疼痛;常见于专业音乐家(尤其是吉他手)的手部疼痛。

【关联性激痛点】

肱桡肌、旋后肌、桡侧腕长伸肌、示指伸肌肌内激痛点,可出现类似于指伸肌激痛点的引传痛模式。

八、旋后肌（Supinator）

拉丁语 *supinus*,指位于后面的。旋后肌几乎完全被浅表肌肉所覆盖(图 5-15)。

【肌肉起点】

浅部:肱骨外上髁、桡侧副韧带和环状韧带。

深部:尺骨的旋后肌嵴。

【肌肉止点】

(桡骨)前斜线上部的桡骨外侧面。

【神经支配】

骨间后神经[C_5, C_6,

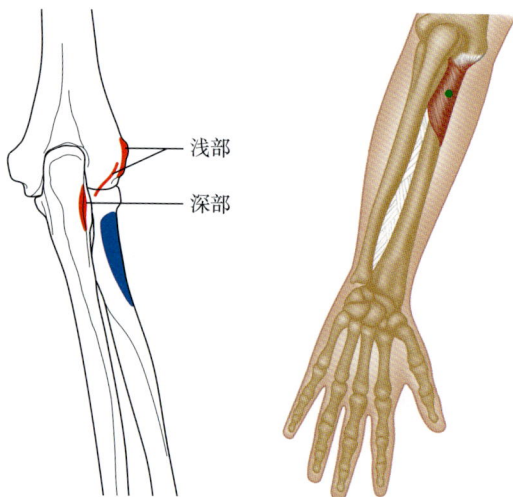

浅部

深部

图 5-15　旋后肌解剖及激痛点位置示意

（C$_7$）]。

【肌肉作用】

旋后运动。

【功能性运动】

在日常活动中，如转动门把手或拧螺丝刀的动作。

【激痛点诱因】

伸直手臂的重复性动作（如打网球、遛狗、提重物），旋转、推拿、驾驶、熨烫等重复性动作，创伤和/或拉伤，球拍类运动。

【激痛点引传痛模式】

肱骨外上髁处 3～5cm 的片区，呈局部性剧烈疼痛；拇指蹼（背部）疼痛（图 5-16）。

【鉴别诊断】

狄奎凡氏症、肱骨外上髁炎（肌骨性、肌腱性、肌肉性）、桡骨头功能障碍等病症，可出现类似于旋后肌激痛点引发的临床症状和体征，应注意鉴别。

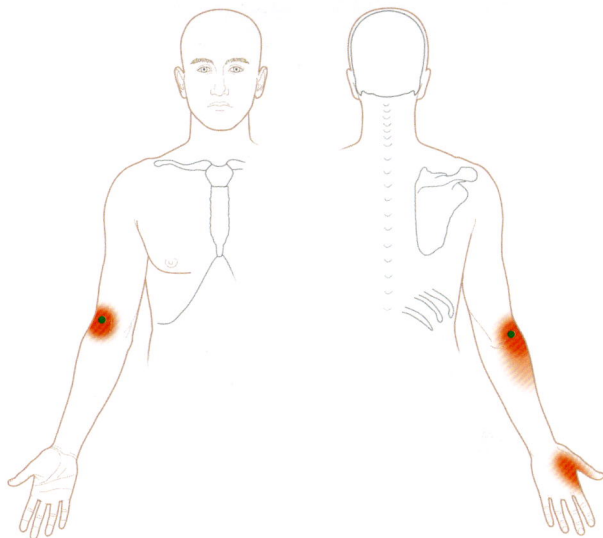

图 5-16　旋后肌激痛点及其引传痛区域

【激痛点主治】

网球肘，拇指关节疼痛，肘痛（携物及休息时）；转动门把手时疼痛，旋后时局部疼痛；长期使用手杖，握手时疼痛。

【关联性激痛点】

伸肌总腱、肱二头肌、肱三头肌（止点）、肘肌、肱肌、掌长肌、肱桡肌、桡侧腕长伸肌肌内激痛点，可出现类似于旋后肌激痛点的引传痛模式。

九、拇长展肌（Abductor pollicis longus）

拉丁语 *abducere*，指引导离开；*pollicis*，指拇指的；*longus*，指长的。

虽然该肌是深肌群的一部分，但这块肌肉在前臂远端的位置逐渐变得表浅（图 5-17）。

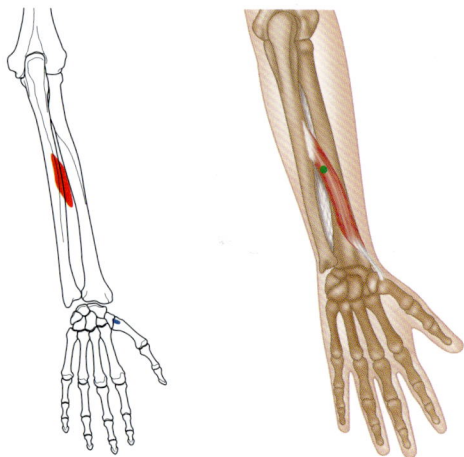

图 5-17　拇长展肌解剖及激痛点位置示意

【肌肉起点】

尺骨和桡骨背侧表面，末端至旋后肌和肘肌的附着点处；骨间膜。

【肌肉止点】

第一掌骨底外侧。

【神经支配】

骨间后神经（C_7，C_8）。

【肌肉作用】

使拇指的腕掌关节外展，拇指副伸肌作用。

【功能性运动】

在日常活动中，如将捏在手中的扁平物品松开的动作。

【激痛点诱因】

职业性工作（推拿），骨折后，拇指骨关节炎，短信指（指沉溺于手机短信而造成的拇指肌腱损伤），过度使用综合征，长时间使用鼠标，球拍类运动，自助组装式工作，不适当拉伸运动，乐器演奏（钢琴）。

【激痛点引传痛模式】

疼痛引传到手腕桡侧面（61.9%），第 3 和第 4 指的背侧面（14.3%）和/或两种疼痛模式的组合（23.8%）（图 5-18）。

点的引传痛模式。

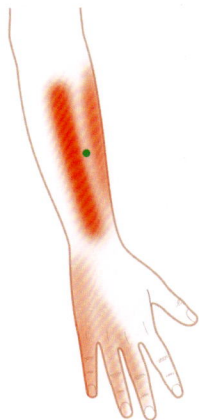

图 5-18 拇长展肌激痛点及其引传痛区域

【鉴别诊断】

狄奎凡氏症、尺神经病症、颈源性疼痛和神经根病症等，均可出现类似于拇长展肌激痛点引发的临床症状和体征，应注意鉴别。

【激痛点主治】

大鱼际区疼痛，即拇指区疼痛、酸痛和不适。

【关联性激痛点】

拇短展肌肌内激痛点，可出现类似于拇长展肌激痛

十、示指伸肌（Extensor indicis）

拉丁语 *extendere*，指伸展；*indicis*，指示指的（图 5-19）。

【肌肉起点】

尺骨背侧表面，末端至拇长伸肌，邻近的骨间膜。

【肌肉止点】

示指伸肌的肌腱帽。

【神经支配】

骨间后神经（$C_{7,8}$）。

【肌肉作用】

伸展示指。

【功能性运动】

在日常活动中，如（用拇指）指着某物的动作。

【激痛点诱因】

跌倒，过度使用移动设备，重复性劳损和/或职业性过度使用，使用鼠标，骨折后夹板固定。

【激痛点引传痛模式】

手腕和手的背侧部疼痛

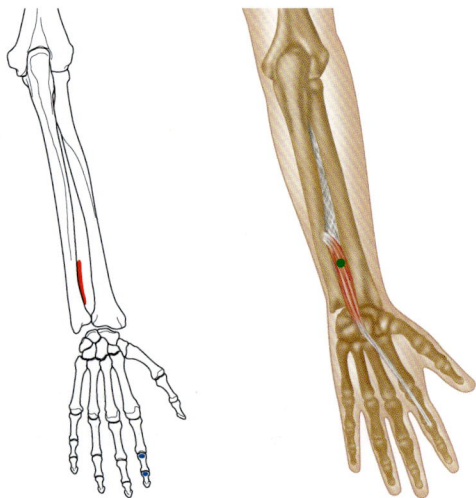

图 5-19 示指伸肌解剖及激痛点位置示意

（图 5-20）。

【鉴别诊断】

手腕扭伤、骨折、肯博克病（即腕月骨无菌性坏死，是腕关节痛的主要病因之一。译者注）、骨关节炎等病症，可出现类似于示指伸肌激痛点引发的临床症状和体征，应注意鉴别。

【激痛点主治】

前臂和手部疼痛，手指僵硬、疼痛及其引起的手指痉挛。

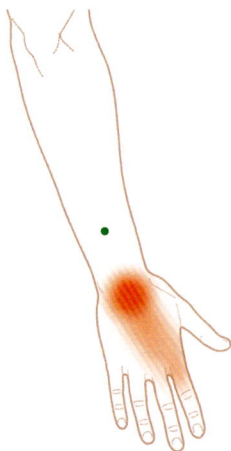

图 5-20 示指伸肌激痛点及其引传痛区域

【关联性激痛点】

腕伸肌激痛点，可出现类似于示指伸肌激痛点的引传痛模式。

十一、拇对掌肌与拇收肌（Opponens pollicis and adductor pollicis）

（一）拇对掌肌

拉丁语 opponens，指对立的；pollicis，指拇指的。

通常该肌肉部分与拇短屈肌融合，在拇短展肌的深层（图 5-21）。

【肌肉起点】

屈肌支持带；大多角骨结节。

【肌肉止点】

第一掌骨桡侧缘的全长。

【神经支配】

正中神经返支（C_8，T_1）。

【肌肉作用】

向内侧旋转拇指（即使拇指对掌）。

【功能性运动】

在日常活动中，如用拇指和其他手指捡起一个小物品的动作。

（二）拇收肌

拉丁语 adducere，指引

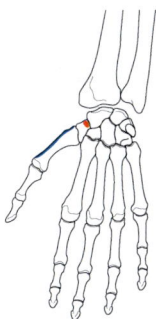

拇对掌肌

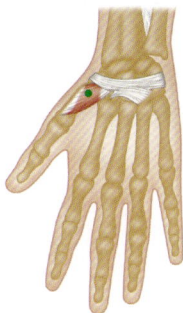

图 5-21　拇对掌肌解剖及激痛点位置示意

导（至）；*pollicis*，指拇指的（图 5-22）。

【肌肉起点】

横头：第三掌骨的掌侧面。

斜头：头状骨，第二和第三掌骨的底部。

【肌肉止点】

拇指近端指骨基（底）部及拇指伸肌肌腱帽。

【神经支配】

尺神经深支（C_8，T_1）。

【肌肉作用】

内收拇指。

【功能性运动】

在日常活动中，如（用手）抓住果酱罐的盖子并将其拧紧的动作。

（三）拇对掌肌与拇收肌的激痛点及主治

【激痛点诱因】

手腕和/或拇指骨折后，手腕夹板固定；常用拇指抓握，提购物袋，发短信，拿电子阅读器和/或平板电脑；推拿，精细手工活（如写作、缝纫、编织、做艺术品、绘画、喷绘），演奏乐器。

【激痛点引传痛模式】

拇对掌肌（激痛点）：桡骨头远端手腕的掌侧面出现疼痛，并扩散至拇指的掌侧

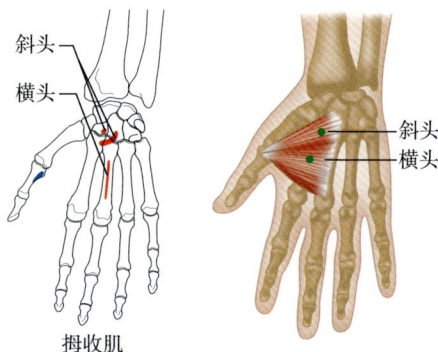

斜头
横头

斜头
横头

拇收肌

图 5-22　拇收肌解剖示意

面（图 5-23）。

拇收肌（激痛点）：拇指背侧和掌侧面、掌指关节周围局部疼痛，并散射到拇指蹼和大鱼际隆起（图 5-24）。

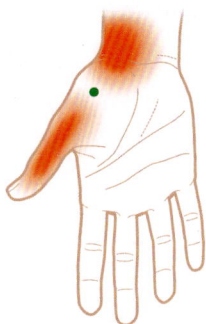

图 5-23　拇对掌肌激痛点及其引传痛区域

【鉴别诊断】

狄奎凡症、拇指骨关节炎（鞍状关节）、类风湿关节炎、腕管综合征、扳机指、桡尺远侧关节的关节盘病症、腕骨功能障碍、机械性因素导致的功能障碍、骨折、半脱位情况及病症，可出现类似于拇对掌肌与拇收肌激痛点引发的临床症状和体征，应注意鉴别。

【激痛点主治】

"除草师拇指"，活动时拇指疼痛，难以保持钳形动作，"手机短信和/或视频（电子）游戏玩家的拇指"，缝纫和/或写作和/或开罐

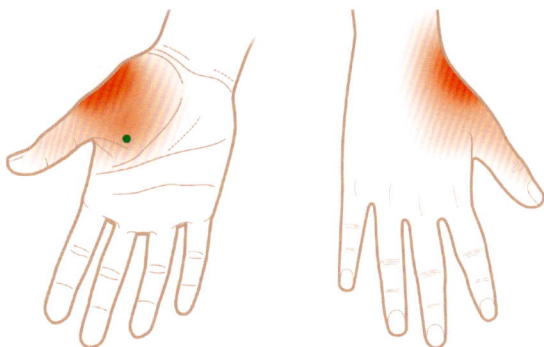

图 5-24　拇收肌激痛点及其引传痛区域

时疼痛,精细运动的控制能力丧失(如系钮扣、缝纫、写作、绘画)。

【关联性激痛点】

拇短展肌、拇短屈肌和/或拇长屈肌肌内激痛点,可出现类似于拇对掌肌与拇收肌激痛点的引传痛模式。

十二、拇短展肌(Abductor pollicis brevis)

拉丁语 *abducere*,指引导远离某处;*pollicis*,指拇指的;*brevis*,指短的(图 5-25)。

【肌肉起点】

大多角骨结节和手舟骨以及邻近屈肌的支持带。

【肌肉止点】

拇指的近节指骨和拇指伸肌肌腱帽。

【神经支配】

正中神经返支(C_8,T_1)。

【肌肉作用】

在掌指关节处外展拇指。

【功能性运动】

在日常活动中,如打字的动作。

【激痛点诱因】

拇指鞍状关节的骨关节炎,创伤,长时间抓握动作如骑车和/或开车,职业性工作,特别是操作有振动性的部件(机器),拇指关节置换

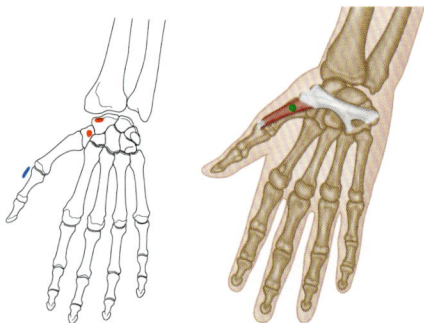

图 5-25 拇短展肌解剖及激痛点位置示意

术后,跌倒。

【激痛点引传痛模式】

疼痛局限在鱼际隆起处和拇指鞍状关节的区域(图5-26)。

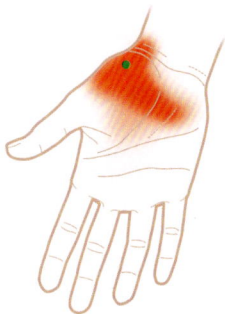

图5-26 拇短展肌激痛点及其引传痛区域

【鉴别诊断】

拇指鞍状关节的骨关节炎;腕管综合征,腕骨病症等情况,可出现类似于拇短展肌激痛点引发的临床症状与体征,应注意鉴别。

【激痛点主治】

拇指抓握时疼痛,拇指酸痛。

【关联性激痛点】

拇对掌肌、拇长展肌肌

内激痛点,可出现类似于拇短展肌激痛点的引传痛模式。

十三、手部小肌肉 (Small hand muscles)

拉丁语 *dorsum*,指背部;*interosseus*,指骨间的;*lumbricus*,指蚓蚓;*abducere*,指引导远离某处;*digitus*,指手指;*minimi*,指最小的。

4条骨间背侧肌大约是骨间掌侧肌的2倍大。蚓状肌由小的圆柱形肌肉组成,每个手指有一条。

小指展肌是小鱼际隆起处最浅表的肌肉(图5-27)。

【肌肉起点】

骨间背侧肌:由两个头组成,每个头分别起于毗邻的掌骨两侧。

蚓状肌:手掌中的指深屈肌腱。

小指展肌:豌豆骨,尺侧腕屈肌腱。

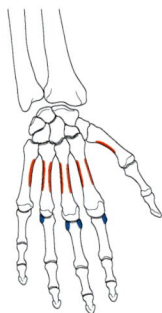
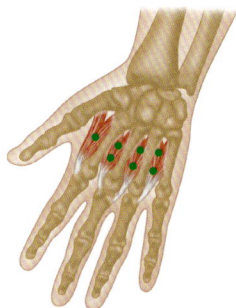

骨间背侧肌　　　　　　　骨间背侧肌

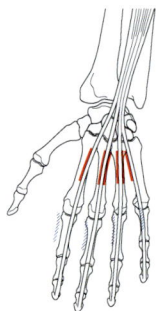
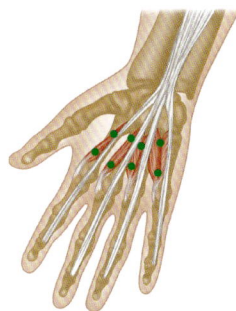

蚓状肌　　　　　　　　　蚓状肌

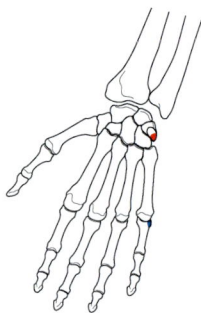
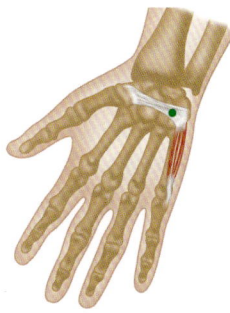

小指展肌　　　　　　　　小指展肌

图 5-27　手部小肌肉解剖及激痛点位置示意

【肌肉止点】

骨间背侧肌:进入指背腱膜和近节指骨底部。

蚓状肌:在各自的指骨背面相应的指伸肌腱的外侧(桡侧)。

小指展肌:小指近节指骨底部尺侧(内侧)。

【神经支配】

骨间背侧肌:尺神经(C_8,T_1)。

蚓状肌:外侧,正中神经[$C_{(6),7\sim8}$,T_1];内侧,尺神经[$C_{(7),8}$,T_1]。

小指外展肌:尺神经[$C_{(7),8}$,T_1]。

【肌肉作用】

骨间背侧肌:外展手指使其远离中指。在掌指关节处协助手指屈曲。

蚓状肌:伸展指间关节,同时弯曲手指的掌指关节。

小指外展肌:外展小指。

【功能性运动】

在日常活动中,如展开手指、捧物的手势、手持一个大皮球等动作。

【激痛点诱因】

重复性抓取动作,职业性动作,用电脑鼠标,手腕骨折后和/或夹板固定,紧抓动作,提购物袋,打字,推拿,精细手工活(例如写作、缝纫、编织、做艺术品、绘画、喷绘),演奏乐器(例如钢琴、小提琴、吉他),体育运动(例如高尔夫球、射箭、击剑)。

【激痛点引传痛模式(图 5-28)】

第 1 骨间背侧肌(激痛点):示指背部(外侧半)有剧烈的疼痛,手的掌面及背面隐痛。

其他骨间背侧肌(激痛点):特定相关的手指出现引传痛。

蚓状肌(激痛点):模式与骨间肌相似。

小指展肌(激痛点):小指背部疼痛。

【鉴别诊断】

颈神经根病症、尺神经炎、胸廓出口综合征、指神经

手掌视图

手背视图

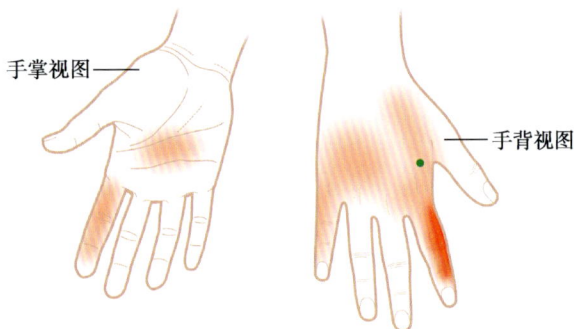

第1骨间背侧肌

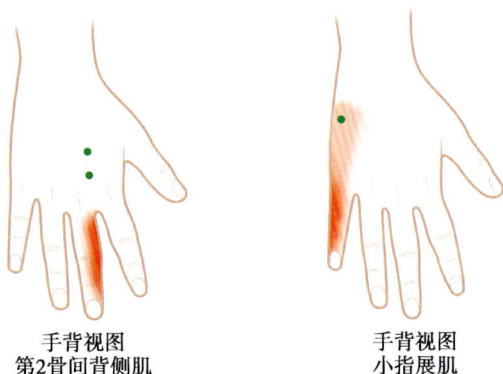

手背视图
第2骨间背侧肌

手背视图
小指展肌

图 5-28　手部小肌肉激痛点及其引传痛区域

卡压、关节功能障碍等病症，可出现类似于手部小肌肉激痛点引发的临床症状与体征，应注意鉴别。

【激痛点主治】

手指疼痛和/或僵硬，捏和/或紧握时的疼痛，与 Heberden 结节（指远侧指间关节的背侧软骨性、骨性肥大和屈曲畸形，见于绝经期妇女，可为原发性或继发于损伤后。译者注）有关的问题（例如专业音乐家，尤其是钢琴家）；"关节炎"样手指痛，也见于艺术家和/或雕塑家，Bouchard 结节（中指关节）（近侧指间关节的背侧软骨性、骨性肥大和屈曲畸形。译者注）。

【关联性激痛点】

拇指固有肌群、斜角肌、背阔肌、指长屈肌和/或指长伸肌、胸大肌、肱三头肌外侧头和/或内侧头内的激痛点，可出现类似手部小肌肉激痛点的引传痛模式。

【附】激痛点与腕管综合征（Trigger points and carpal tunnel syndrome）

腕管综合征（carpal tunnel syndrome，CTS）是一种最常见的压迫性神经病症，涉及腕部非弹性结构下的正中神经受到压迫。

腕管内持续的高压会阻碍正中神经的微循环，最终导致动作电位下降、神经脱髓鞘和轴突变性。另外，也可能是被紧绷的肌肉卡压造成的，因此，很有必要查看旋前圆肌（见第 146 页）和掌长肌（见第 148 页）内是否存在激痛点，以缓解甚至显著改善症状。

拇指和其他手指，尤其是示指和中指的麻木或刺痛感是 CTS 最常见的症状之一。这种感觉通常在手持方向盘、手机或报纸时出现。手部无力感也是 CTS 的常见症状，以致经常会出现物体从手中掉落的情况。这种无力感通常在麻木或刺痛感出现之后发生。

CTS 的症状逐渐发展，但往往在夜间恶化。这可能是睡觉的姿势所致，因为睡眠时手腕处于屈曲状态。患者通常会感到，在早晨起床后，需要猛力地抖动自己的手腕（图 5-29）。

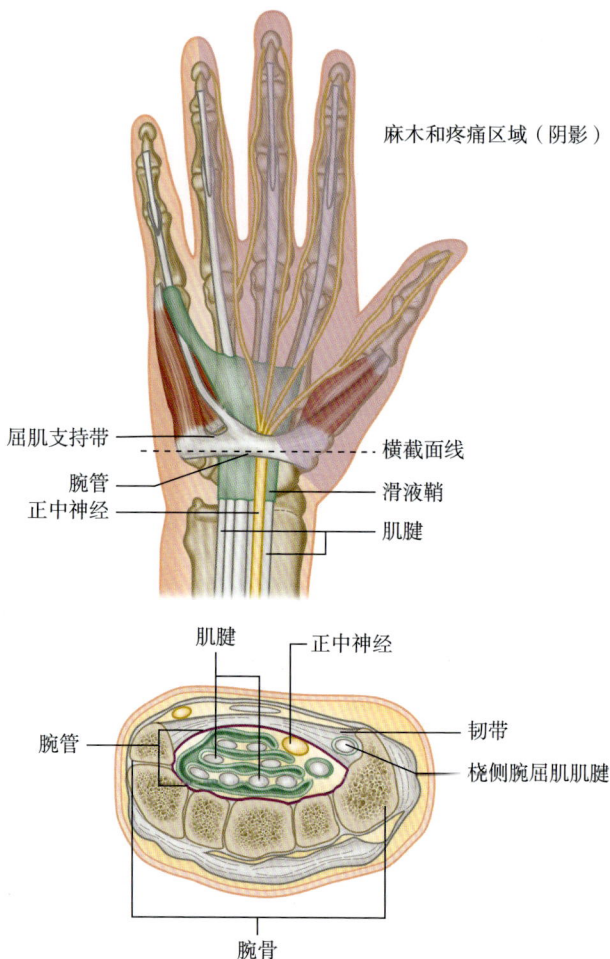

麻木和疼痛区域（阴影）

屈肌支持带

横截面线

腕管

滑液鞘

正中神经

肌腱

肌腱

正中神经

韧带

腕管

桡侧腕屈肌肌腱

腕骨

图 5-29　腕管解剖示意

（白惠雯、彭婧仪、刘小溪　译，杜元灏　审校）

第6章

臀与大腿肌肉

腰痛越来越普遍,髋关节痛也是如此。这并非巧合,而是许多髋关节疼痛类疾病是腰痛病症管理不当导致的继发性疾病。具有活动髋关节功能的肌群中产生的慢性激痛点可引发肌肉紧张,随着时间的推移,甚至可能导致髋关节损伤。向髋关节引传疼痛的三个关键激痛点是腰方肌、阔筋膜张肌和梨状肌(激痛点),虽然也可能涉及其他肌肉(激痛点)。

对于大腿后部的肌肉紧张,可以考虑腘绳肌、臀小肌和腓肠肌激痛点。大腿后部疼痛极为常见,在参加田径运动或其他涉及重偏心负载运动的人群中,可能会导致股后肌群的拉伤和撕裂。股后肌群的激痛点可向臀部以及大腿后部和/或膝盖区域引传疼痛。

膝关节的正常功能需要在行走、跑步和其他"膝关节负载"活动中保持肌肉力量的平衡。大腿前肌负荷过重也会向膝关节传递引传痛,除疼痛外,这些激痛点还可能导致膝盖突然屈曲或无力。大腿前部的激痛点,包括股直肌、股内侧肌、股外侧肌和缝匠肌(激痛点),都能引起膝盖痛。

一、臀大肌（Gluteus maximus）

希腊语 *gloutos*,指臀部;拉丁语 *maximus*,指最大的。

臀大肌是人体中纤维最粗大、最重的肌肉。它是髋关节最强壮的外转肌肉(图6-1)。

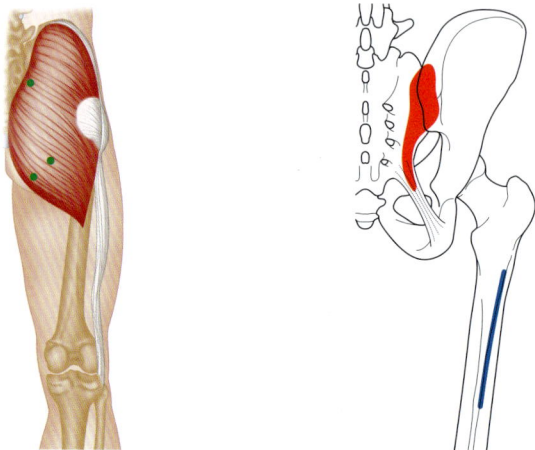

图 6-1 臀大肌解剖及激痛点位置示意

【肌肉起点】

覆盖臀中肌的筋膜,臀后线后方的髂骨背面,竖脊肌筋膜,下段骶骨背面,尾骨外侧缘,骶结节韧带外表面。

【肌肉止点】

阔筋膜髂胫束的后侧,股骨近端的臀肌粗隆。

【神经支配】

臀下神经(L_5, $S_{1\sim2}$)。

【肌肉作用】

在髋关节处,臀大肌是屈曲状态下股骨的强力伸肌,是髋关节和膝关节的外侧稳定装置,向外侧旋转并外展大腿。

【功能性运动】

在日常活动中,如上楼梯,从坐位站起来等动作。

【激痛点诱因】

坐在裤子后口袋里的钱包上,长时间的职业性驾驶和/或坐着(尤其是向后靠的时候),侧睡,游泳,外伤(例如跌倒),肌内注射,腿短(先天性下肢短小),脊柱异常,骶髂关节功能障碍,攀爬,某些办公椅和/或汽车座椅（不适）。

【激痛点引传痛模式】

在臀部有3～4处强烈的疼痛区，伴有互传性弥漫性疼痛；偶尔疼痛会出现在臀沟下方（呈5～8cm的片区）（图6-2）。

【鉴别诊断】

尾骨痛、盆腔炎性疾病、下腰椎间盘突出、骶髂关节炎、滑囊炎（坐骨结节和/或坐骨大转子）、机械性腰痛等病症，可出现类似臀大肌激痛点引发的临床症状与体征，应注意鉴别。

【激痛点主治】

坐和/或爬楼梯和/或行走（上坡）时疼痛，（髋关节）屈曲时疼痛；接触冷水和/或游泳和/或跌倒或旅行后臀部疼痛，夜间疼痛；髋关节和/或大腿屈曲受限，倾斜步态；寒冷时抽筋，尾骨（尾骨区）疼痛，坐硬质座椅上时感觉像"坐在钉子上"一样（疼痛）；腰痛，臀部僵硬。

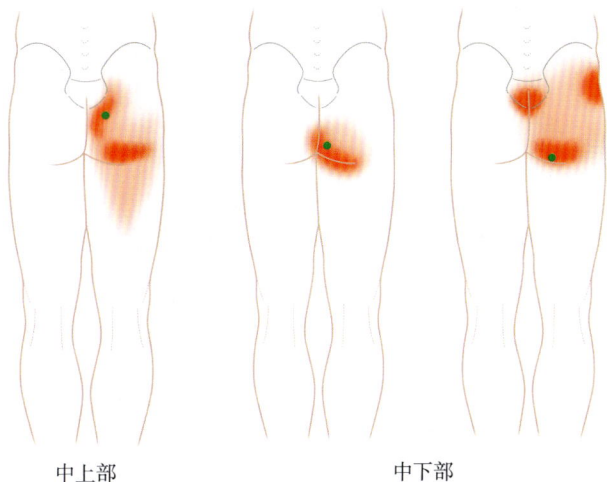

中上部　　　　　　　中下部

图6-2　臀大肌激痛点及其引传痛区域

【关联性激痛点】

其他臀肌、腰方肌、耻尾肌、腘绳肌（附着激痛点）、腹肌肌内激痛点，可出现类似于臀大肌激痛点的引传痛模式。

二、阔筋膜张肌（Tensor fasciae latae）

拉丁语 *tendere*，指伸展、拉开；*fascia*，指筋膜；*lata*，指旁边或侧面。

这块肌肉位于臀大肌前面，在髋关节外侧（图6-3）。

【肌肉起点】

髂嵴的外侧面，髂前上棘和髂骨结节之间。

【肌肉止点】

髂胫束进入胫骨外侧上部处。

【神经支配】

臀上神经（$L_{4\sim5}$, S_1）。

【肌肉作用】

在膝关节伸展时稳定膝

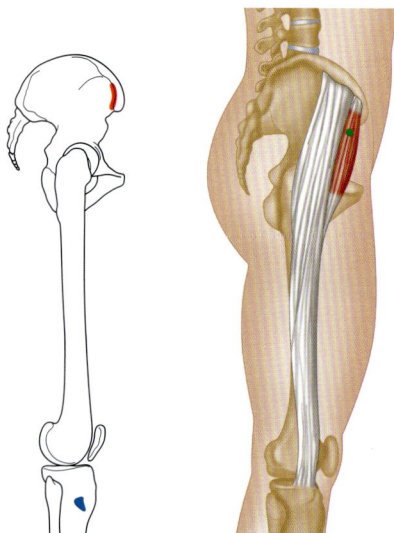

图 6-3 阔筋膜张肌解剖及激痛点位置示意

关节。

【功能性运动】

在日常活动中,如行走的动作。

【激痛点诱因】

跑步时足内旋(代偿足部问题),腿短,髋关节滑囊炎,骶髂关节功能障碍,不恰当的仰卧起坐方法,攀登,提重物,(身体)超重。

【激痛点引传痛模式】

从股骨大转子下侧到腓骨的呈椭圆形的剧烈痛区(图 6-4)。

【鉴别诊断】

股骨大转子滑囊炎、髋关节骨性关节炎、骶髂关节炎、腰椎病症等病症,可出现类似于阔筋膜张肌激痛点引发的临床症状与体征,应注意鉴别。

【激痛点主治】

髋关节和/或膝关节疼痛(外侧),侧卧和/或疾行和/或屈膝坐时疼痛,髋关节置换术后,股骨颈骨折后康复阶段,髋关节僵硬。

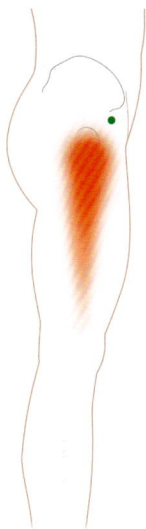

图 6-4　阔筋膜张肌激痛点及其引传痛区域

【关联性激痛点】

臀肌、股外侧肌、股直肌、缝匠肌、腰方肌、髂腰肌、脊旁肌肌内激痛点,可出现类似于阔筋膜张肌激痛点的引传痛模式。

三、臀中肌 (Gluteus medius)

希腊语 *gloutos*,指臀部。

拉丁语 *medius*，指中间的。

臀中肌大部分位于深处，因此被臀大肌所覆盖，但在臀大肌和阔筋膜张肌之间的部位也可在体表显露。

在行走过程中，臀中肌和臀小肌一起发挥作用，以防止骨盆向非承重腿下沉（倾斜）（图 6-5）。

【肌肉起点】

在臀前线和臀后线之间的髂骨外表面。

【肌肉止点】

股骨大转子外侧面的斜嵴。

【神经支配】

臀上神经（$L_{4\sim5}$，S_1）。

【肌肉作用】

在髋关节处外展股骨；大腿内旋；在行走过程中，将骨盆固定在站立侧的腿上，防止骨盆向对侧摆动的腿侧下沉（倾斜）（Trendelenburg 步态）。

【功能性运动】

在日常活动中，如侧身跨过一个障碍物（比如低矮的栅栏）的动作。

【激痛点诱因】

体育运动性损伤（打网球、跑步、有氧运动、直立式骑自行车），跌倒损伤，（长时间）骑摩托车，臀部注射，（长时间）单腿站立、盘腿而坐。

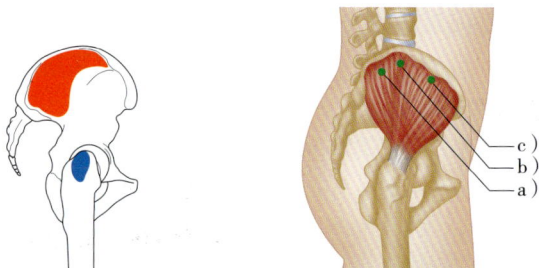

c）
b）
a）

图 6-5　臀中肌解剖及激痛点位置示意

【激痛点引传痛模式】

腰部、臀部内侧、骶部和髋外侧痛，轻微地散射至大腿上部（图6-6）。

【鉴别诊断】

神经根病（腰骶部的）、骶髂关节炎、髋关节功能障碍、尾骨痛、股骨大转子滑囊炎、机械性腰痛、间歇性跛行等病症，可出现类似于臀中肌激痛点引发的临床症状与体征，应注意鉴别。

【激痛点主治】

腰和/或臀部疼痛和压痛（如搬运重物），夜间疼痛，侧卧疼痛；髋关节或脊柱术后疼痛，坐在（裤子后口袋里的）钱包上（引起的臀部疼痛），双腿长度不等，卧床时臀部和/或背部疼痛；髋关节炎、髋关节痛、髋部骨折和/或术后（疼痛）；妊娠（出现的臀、腰、髋疼痛）。

【关联性激痛点】

腰方肌、其他臀肌、耻尾肌、阔筋膜张肌、髂胫束、梨状肌、腰椎竖脊肌肌内激痛

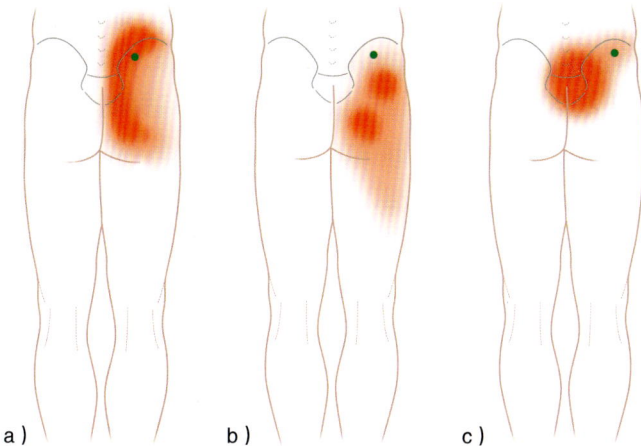

a）　　　　　b）　　　　　c）

图6-6　臀中肌激痛点及其引传痛区域

点,可出现类似于臀中肌激痛点的引传痛模式。

四、臀小肌 (Gluteus minimus)

希腊语 *gloutos*,指臀;拉丁语 *minimus*,指最小的。

臀小肌位于臀中肌的前下方和深处,被臀中肌的纤维掩盖。走路时,臀中肌和臀小肌一起发挥作用,以防止骨盆向不承重的腿侧(下沉)倾斜(图 6-7)。

【肌肉起点】

在臀前线和臀下线之间的髂骨外表面。

【肌肉止点】

股骨大转子的前外侧缘。

【神经支配】

臀上神经($L_{4\sim5}$, S_1)。

【肌肉作用】

外展、内旋髋关节,并可协助屈髋。

【功能性运动】

在日常活动中,如侧身跨过一个障碍物(比如低矮的篱笆)的动作。

【激痛点诱因】

坐在(裤子后口袋里的)钱包上,运动性损伤(打网球、跑步、骑自行车),跌倒创伤,骑摩托车,单腿站立,盘腿而坐,臀和/或膝和/或踝受伤和/或骨折,腿部石膏固定。

【激痛点引传痛模式】

该多羽状肌在前、中、后

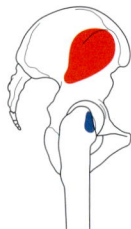

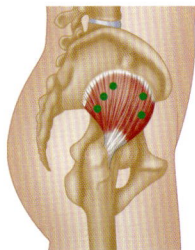

图 6-7　臀小肌解剖及激痛点位置示意

部有多个激痛点,剧烈的疼痛可传向下臀部、髋关节、下肢外侧,并越过膝关节直到脚踝及小腿部(图6-8)。

【鉴别诊断】

神经根病症(腰椎)、骶髂关节炎、髋关节功能障碍、坐骨神经刺激症状、髋关节滑囊炎等病症,可出现类似于臀小肌激痛点引发的临床症状与体征,应注意鉴别。

【激痛点主治】

从坐位起立时疼痛,休息和/或行走和/或侧卧时均出现疼痛,夜间痛(可能痛醒);髋关节置换术后疼痛,坐骨神经痛和/或假性坐骨神经痛(又称虚性坐骨神经痛,没有实物压迫坐骨神经根,通常是椎管外软组织发炎导致神经根周边水肿或积血刺激神经引发的疼痛等症状。译者注),双腿长度不等

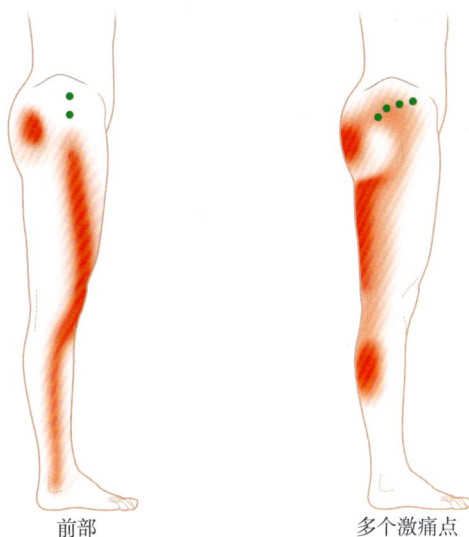

前部　　　　　　　　多个激痛点

图 6-8　臀小肌激痛点及其引传痛区域

引起的疼痛；姿势问题引起的疼痛，卧床时髋关节疼痛，髋关节炎，髋关节术后痛。

【关联性激痛点】

阔筋膜张肌、其他臀肌、股外侧肌、髂胫束、腰方肌、腓骨肌、梨状肌病症以及骨盆对齐问题，在相应肌肉中产生的激痛点可出现类似于臀小肌激痛点的引传痛模式。

五、梨状肌（Piriformis）

拉丁语 *pirum*，指梨子；*forma*，指形状。

梨状肌通过坐骨大孔离开骨盆，与闭孔内肌一起构成骨盆壁，因此，是骨盆壁的一块肌肉（图 6-9）。

【肌肉起点】

在骶前孔之间的骶骨前表面。

【肌肉止点】

股骨大转子上缘的内侧。

【神经支配】

骶神经（S_1、S_2）的分支。

【肌肉作用】

在髋关节处使已后伸的股骨外旋；在髋关节处使已屈曲的股骨外展；协助将股骨头固定在髋臼内；当屈髋至 90° 及以上时，可辅助其

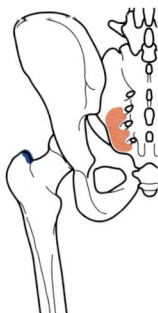

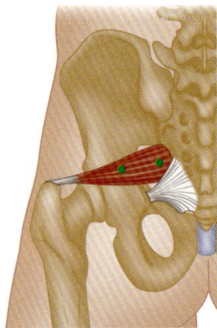

图 6-9　梨状肌解剖及激痛点位置示意

内旋。

【功能性运动】

在日常活动中，如（下车时）从汽车内迈出第一条腿的动作。

【激痛点诱因】

长时间驾驶，跌倒损伤，骑自行车和/或骑摩托车，单腿站立，髋关节手术，盘腿而坐，髋关节和/或膝关节和/或距小腿关节损伤和/或骨折，腿部石膏固定，穿高跟鞋，骨盆炎性疾病（盆腔炎），性交姿势，分娩，髋关节炎，骶髂关节功能障碍，先天性下肢短小，用不合适和/或老化的矫形器。

【激痛点引传痛模式】

共有两个剧痛区。①尾骨外侧3～4cm的片区；②臀部和/或髋关节后外侧7～10cm的片区。另外，在①和②之间，以及大腿下方到膝盖以上，也有广泛地溢出弥漫性疼痛（图6-10）。

【鉴别诊断】

骶髂关节炎、腰椎神经

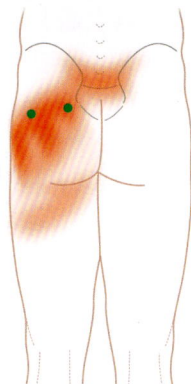

图6-10　梨状肌激痛点及其引传痛区域

根病、尾骨痛、髋关节骨关节炎、HLA（人类白细胞抗原）-B27相关疾病（人类白细胞抗原B27通常是Ⅰ类主要组织相容性复合体基因表达产物，还是类风湿关节炎的标记物抗体。如果患者体内有人类白细胞抗原B27，说明患者可能有强直性脊柱炎、莱特尔综合征等疾病。译者注）、椎管狭窄、椎间盘病症（腰椎）等病症，可出现类似于梨状肌激痛点引发的临床症状与体征，应注意鉴别。

【激痛点主治】

臀"深部"持续性酸痛，坐骨神经痛（假性坐骨神经痛），腿后方血管受压，腰痛和/或臀部疼痛（坐位时加重）；通常始发于跌倒或开车时坐在裤子后口袋的钱包上；脚和/或直肠（由于直肠的后面借疏松结缔组织与骶、尾骨和梨状肌邻接，因此，可引起直肠的引传痛。另外，做直肠检查时，有时候可能在一侧触及腊肠形的梨状肌肌腹，并可引起患者疼痛。译者注）和/或骶髂关节疼痛，性功能障碍（性交困难）；梨状肌综合征（坐骨神经痛、局部疼痛和骨盆疼痛，女性发病率高达男性6倍），坐位时疼痛加剧。

【关联性激痛点】

双腿长度不等，臀肌、腰方肌，腘绳肌附着点的激痛点（起点），孖肌、闭孔肌、股方肌、肛提肌、尾骨肌病症，在相应肌肉中产生的激痛点可出现类似梨状肌激痛点的引传痛模式。

六、"GIGO"肌群（上孖肌、闭孔内肌、下孖肌及闭孔外肌）

髋关节外旋短肌群包括（按解剖顺序）：上孖肌、闭孔内肌、下孖肌、闭孔外肌和股方肌。

"GIGO"肌肉常在运动中协同发挥作用。它们起于股骨的上端并向下延伸，止于股骨的后侧面和大转子。疼痛通常发生在局部（股骨大转子），但也可越过臀部散射到腹股沟处以及大腿后部。

虽然通常很难区分孖肌和闭孔肌，但股方肌位于股骨大转子下部的远端，因此，这使得它在某种程度上更容易触及。孖肌和闭孔肌很难用手法治疗，但通常对干针疗法反应良好。我们将在这里重点讨论闭孔内肌（图6-11）。

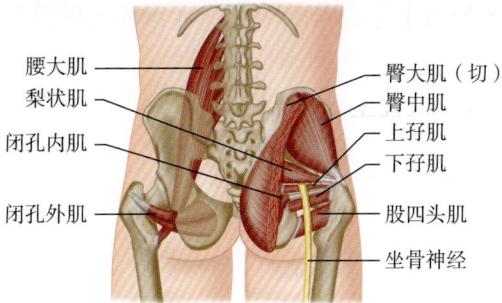

图 6-11　GIGO 肌群解剖示意

鉴别诊断

运动员的急性臀部痛。

- 拉伤和/或撕裂
- 腘绳肌
- 臀肌
- 内收肌
- 外旋肌
- 骨折

- 股骨头骨骺滑脱
- 盂唇损伤
- 腰椎神经根病

（一）孖肌（Gemelli）

拉丁语 *gemellus*，指孪生的和/或双的；*superior*，指上方的；*inferior*，指下方的（图 6-12）。

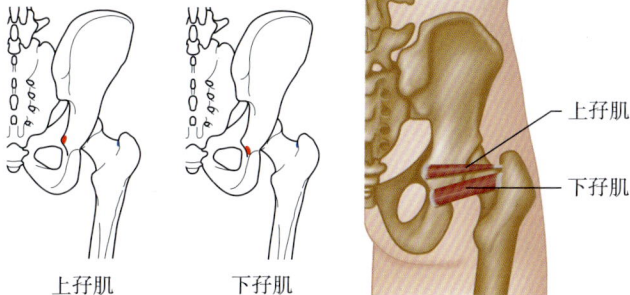

上孖肌　　　下孖肌

图 6-12　孖肌解剖示意

187

【肌肉起点】

上孖肌:坐骨棘的外表面。

下孖肌:坐骨结节的上侧部。

【肌肉止点】

上孖肌:沿闭孔内肌腱的上表面全程行走,并与闭孔内肌腱一起进入股骨大转子的内侧。

下孖肌:沿闭孔内肌腱的下表面全程行走,并与闭孔内肌腱一起进入股骨大转子的内侧。

【神经支配】

上孖肌:闭孔内肌神经(L_5,S_1)。

下孖肌:股方肌神经$\lceil L_5$,S_1,$S_{(2)} \rfloor$。

【肌肉作用】

外旋髋关节;在髋关节处使已屈曲的股骨外展;协助将股骨头固定在髋臼内。

【功能性运动】

在日常活动中,如(下车时)先把第一条腿从车里迈出来的动作。

【激痛点诱因】

髋部上提(通常是指一种步态异常或姿势异常,即走路时一侧髋部比另一侧抬得更高。这种情况可能是肌肉不平衡、关节问题或神经损伤等原因所致。译者注),膝或髋关节术后,石膏固定,使用拐杖,髋屈肌紧绷(孖肌疼痛综合征)。

【激痛点引传痛模式】

腰-盆腔痛,臀肌间隙深部疼痛,骶上部和/或 L_5 区域痛;阴道刺痛,直肠、阴囊或大腿后上部疼痛(图 6-13)。

【鉴别诊断】

股后皮神经卡压综合征、梨状肌综合征,可出现类似于孖肌激痛点引发的临床症状与体征,应注意鉴别。

【激痛点主治】

腰-盆腔疼痛,坐位时臀部疼痛。

【关联性激痛点】

梨状肌、闭孔内肌、闭孔外肌肌内激痛点,可出现类似于孖肌激痛点的引传痛

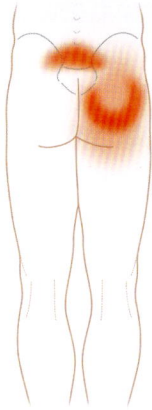

图 6-13　孖肌激痛点及其引传痛区域

模式。

（二）闭孔内肌（Obturator internus）

拉丁语 *obturare*，指阻闭；*internus*，指内部的（图 6-14）。

【肌肉起点】

小骨盆壁的前外侧，闭孔膜及其周围骨的深表面。

【肌肉止点】

股骨大转子内侧。

【神经支配】

闭孔内神经（L_5、S_1）。

【肌肉作用】

外旋髋关节；在髋关节处使已屈曲的股骨外展；协助将股骨头固定在髋臼内。

【功能性运动】

在日常活动中，如（下车时）把第一条腿从车里迈出的动作。

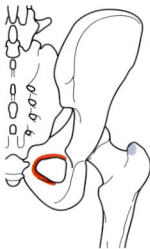

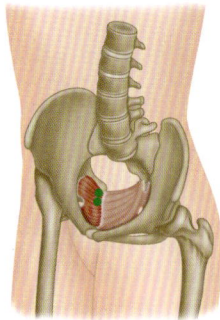

图 6-14　闭孔内肌解剖及激痛点位置示意

【激痛点诱因】

（一侧）髋部上提（异常步态或姿势），膝关节或髋关节术后，石膏固定，使用拐杖，髋屈肌紧绷（孖肌疼痛综合征）及产后损伤。

【激痛点引传痛模式】

盆腔内深处的局部性疼痛，并向外散射到股骨大转子的前内侧部（图6-15）。

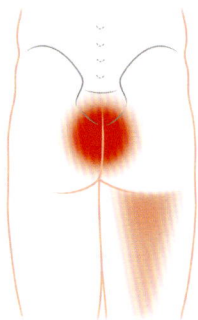

图6-15　闭孔内肌激痛点及其引传痛区域

【鉴别诊断】

阴部神经卡压、股后皮神经卡压综合征、梨状肌综合征等病症，可出现类似于闭孔内肌激痛点引发的临床症状与体征，应注意鉴别。

【激痛点主治】

骨盆痛，坐位时臀部疼痛。

【关联性激痛点】

梨状肌、孖肌肌内激痛点，可出现类似于闭孔内肌激痛点的引传痛模式。

（三）股方肌（Quadratus femoris）

拉丁语 *quadratus*，指正方形的；*femoris*，指大腿的。

股方肌有助于臀部向侧面旋转。当髋关节屈曲时，它协助髋关节和大腿远离中线。股方肌是（髋关节）短外旋肌群的核心肌之一，常与 $L_4 \sim S_3$ 椎体的功能障碍相互影响。

运动是判断哪条外旋肌受累的最好指标。股方肌可能会附着在下面的闭孔外肌上。在股方肌内有活化激痛点的患者，通常会主诉有疼痛、僵硬和行走困难，尤其是在下山或下楼梯时。这些激痛点引发的疼痛可能非常剧烈，往往令人不适而足以影响睡眠。

某些类型的运动员常比其他人更容易在股方肌产生激痛点,特别是体操运动员和舞蹈家(图 6-16)。

【肌肉起点】

坐骨外侧缘,即在坐骨粗隆前面。

【肌肉止点】

近端股骨转子间嵴上的方形结节。

【神经支配】

股方肌神经$[L_5、S_1、S_{(2)}]$。

【肌肉作用】

外旋髋关节;在髋关节处使已屈曲的股骨外展;有助于将股骨头固定在髋臼中。

【功能性运动】

在日常生活中,如(下车时)把第一条腿从车里迈出的动作。

【激痛点诱因】

腹股沟拉伤、髋关节骨关节炎、瑜伽、杂技。

【激痛点引传痛模式】

耻骨后和臀下区域的局部性疼痛。患者会有难以入睡和下楼行走困难的表现。

股方肌的激痛点通常会与邻近区域的其他激痛点(包括髋关节的其他外旋短肌,如孖肌和盆底肌)一起在局部显现(图 6-17)。

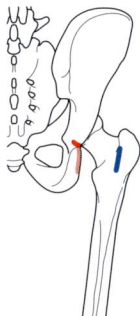

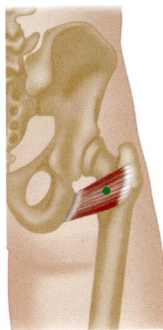

图 6-16　股方肌解剖及激痛点位置示意

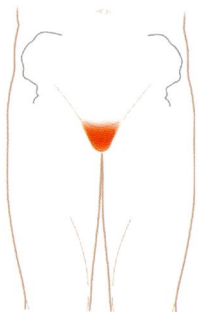

图 6-17 股方肌激痛点及其引传痛区域

【鉴别诊断】

内收肌和 GIGO 肌群的病症,易产生类似本激痛点引起的临床症状,应注意鉴别。

【激痛点主治】

腹股沟和/或常见的局部疼痛。

【关联性激痛点】

GIGO 肌(下孖肌、上孖肌、闭孔内肌)、耻骨肌肌肉中的激痛点可出现类似于本激痛点的引传痛模式。

七、缝匠肌（Sartorius）

拉丁文 *sartor*,指裁缝。

缝匠肌是大腿前(及内侧)部最浅表的肌肉,也是人体最长的扁带状肌。

这块肌肉上 1/3 的内侧边界构成股三角的外侧边界(长收肌构成内侧边界,腹股沟韧带构成上边界)。

缝匠肌的作用是把下肢摆成裁缝盘腿坐姿(因此,得名于拉丁语)(图 6-18)。

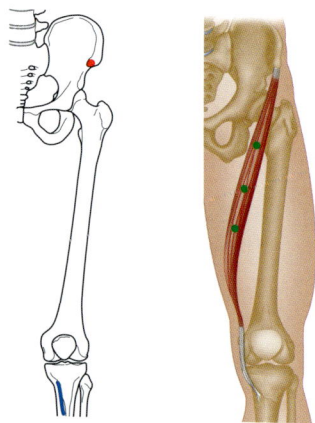

图 6-18 缝匠肌解剖及激痛点位置示意

【肌肉起点】

髂前上棘。

【肌肉止点】

胫骨内侧表面,即在胫

骨粗隆的内侧。

【神经支配】

股神经[$L_{2,3,(4)}$]。

【肌肉作用】

在髋关节处屈曲大腿（在行走或跑步时有助于向前抬腿）；在膝关节处屈腿。

【功能性运动】

在日常活动中，如盘腿而坐的动作。

【激痛点诱因】

步态和/或姿势问题，因体操、足球和/或滑冰伤、骑马、滑雪、跌倒等造成的突然性超负载。

【激痛点引传痛模式】

髂前上棘前内侧出现隐约刺痛，并穿过大腿传到膝关节内侧（图6-19）。

【鉴别诊断】

感觉异常性股痛、膝关节病症、腰部神经根病症、腹股沟淋巴结病症、血管性病症、腹股沟疝或股疝等病症，可出现类似于缝匠肌激痛点引发的临床症状与体征，应注意鉴别。

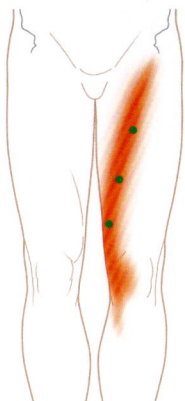

图 6-19　缝匠肌激痛点及其引传痛区域

【激痛点主治】

大腿前部酸痛，从臀部到膝内侧的剧烈疼痛和/或刺痛，做扭转动作时跌倒后出现的疼痛。

【关联性激痛点】

股内侧肌、股二头肌、股薄肌、耻骨肌、阔筋膜张肌肌内激痛点，可出现类似于缝匠肌激痛点的引传痛模式。

八、股四头肌（Quadriceps）

拉丁语 *rectus*，指直的；

femoris,指大腿的;*vastus*,指大的;*lateralis*,指侧面的。

股四头肌(*quadriceps*,拉丁语指四个头的意思)的4块肌肉都穿过膝关节,但只有股直肌有两个起源头(其近端解剖结构复杂,主要分为两个肌腱头。直头起源于髂前下棘,反折头起源于髋臼上嵴和后囊,两个肌腱头组成联合腱。译者注):在四足动物中,反折头位于肌肉拉力线上,而在人类中直头似乎由于直立姿势的原因而变得更加发达。

股中间肌是股四头肌的最深部分。这块肌肉的前表面有一个膜状肌腱,从而为它与覆盖其上面的股直肌之间的滑动创造了条件。

当从坐位站立起来时,以及在行走和攀爬运动过程中,股四头肌都起到使膝关节伸直的作用。股四头肌作为一个整体来控制坐下的动作(图6-20)。

【肌肉起点】

股直肌:①直头(前头):髂前下棘;②反折头(后头):髋臼上方的凹槽(在髂骨上)。

股四头肌肌群:股骨体的上半部分。

【肌肉止点】

髌骨,然后通过髌韧带止于胫骨粗隆。

【神经支配】

股神经($L_{2\sim4}$)。

【肌肉作用】

股直肌:在髋关节处屈曲大腿(尤其是与群内其他肌肉联合发挥作用时,如踢球);在膝关节处伸直小腿。

股四头肌肌群:在膝关节处使小腿伸直。

【功能性运动】

在日常活动中,如上楼梯、骑车等运动。

【激痛点诱因】

腿部肌腱问题,运动和/或健身房超负载运动或不恰当的方法(特别是滑雪、踢足球和蹲姿),足部

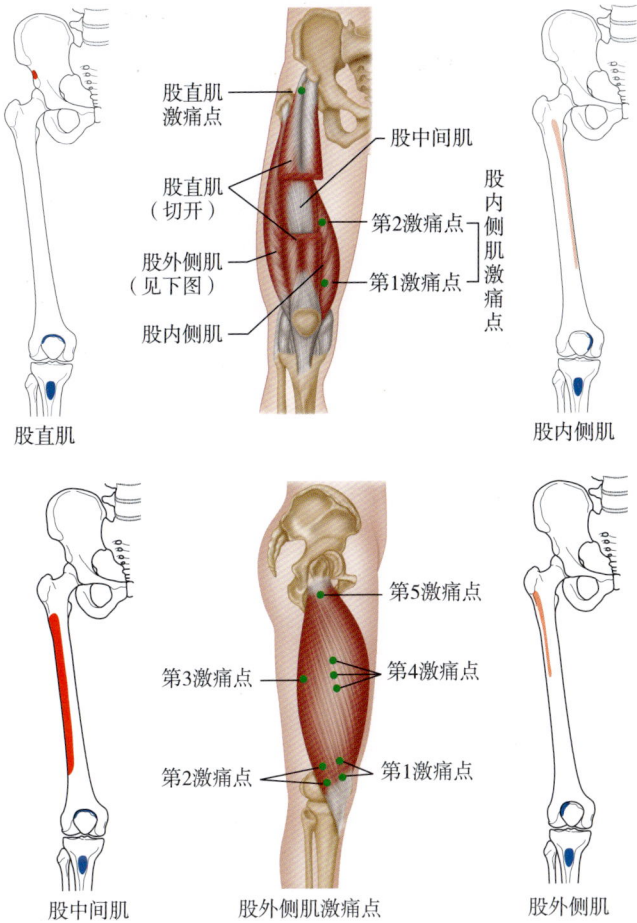

股直肌激痛点

股中间肌

股直肌（切开）

第2激痛点

股外侧肌（见下图）

第1激痛点

股内侧肌

股内侧肌激痛点

股直肌

股内侧肌

第5激痛点

第3激痛点

第4激痛点

第2激痛点

第1激痛点

股中间肌

股外侧肌激痛点

股外侧肌

图 6-20　股四头肌解剖及激痛点位置示意

和/或距小腿关节生物力学性能差,儿童和/或长时间压在腿(膝)上。

股外侧肌有许多引传痛点(图6-21)。

【激痛点引传痛模式】

大腿前、中、外侧疼痛;

【鉴别诊断】

髂胫束综合征、股髌关节功能障碍、股四头肌扩张

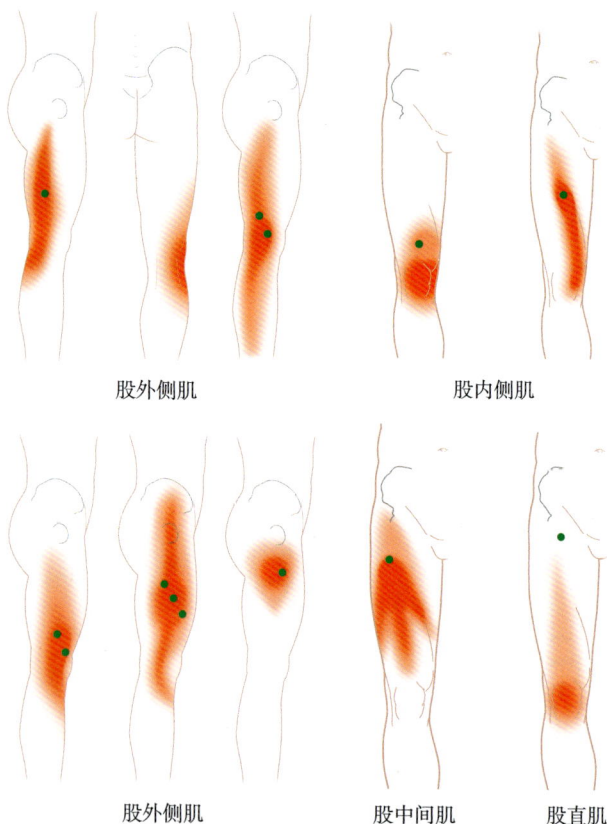

股外侧肌

股内侧肌

股外侧肌

股中间肌

股直肌

图6-21　股四头肌激痛点及其引传痛区域

性损伤、肌腱炎、腰神经根病症、股神经病症、膝关节问题和/或功能障碍（多羽状肌）等病症，可出现类似于股四头肌激痛点引发的临床症状与体征，应注意鉴别。

【激痛点主治】

大腿疼痛和/或无力，膝关节松动（软弱无力），夜间疼痛，伸膝关节时疼痛，髋部骨折后和/或股骨骨折夹板固定，股髌骨关节"滑动范围"下降，负重时疼痛，青年人不明原因的膝痛，下楼梯时疼痛和/或无力（股直肌），膝关节附近疼痛（犹如牙痛一般剧烈难忍），膝关节交锁（股内侧肌和/或股中间肌），髌骨运动轨迹异常问题如髌软骨软化症（股外侧肌），跳远和/或跑步运动员"膝"，不宁腿综合征，半月板疼痛。

【关联性激痛点】

髂腰肌、阔筋膜张肌、臀肌、缝匠肌肌内激痛点，可出现类似于股四头肌激痛点的引传痛模式。

九、股薄肌（Gracilis）

拉丁语 *gracilis*，指微薄的、纤细的。

股薄肌向下延伸至大腿内侧，半膜肌的前侧。

人体共有5块腹股沟肌肉用于内收髋关节，包括耻骨肌、短收肌、长收肌、大收肌和股薄肌。拉伸腹股沟运动有助于预防股薄肌拉伤。

股薄肌是内收肌群中位置最表浅的肌肉，位于大腿内侧的中线（图6-22）。

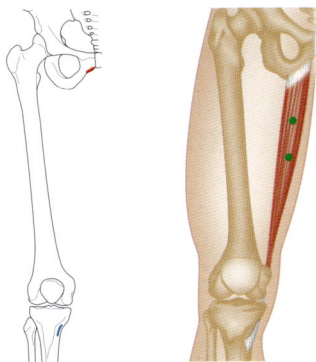

图6-22 股薄肌解剖示意

【肌肉起点】

耻骨外表线,延伸至耻骨下支到坐骨支。

【肌肉止点】

胫骨体近端的内侧面。

【神经支配】

闭孔神经($L_{2,3}$)。

【肌肉作用】

在髋关节处内收大腿;在膝关节处屈曲小腿。

【功能性运动】

在日常活动中,如双膝并拢坐下等动作。

【激痛点诱因】

骑马、冲浪运动、水上滑板运动,某些运动锻炼方法。

【激痛点引传痛模式】

大腿内侧和膝关节前内侧疼痛(图 6-23)。

【鉴别诊断】

其他内收肌病症、下肢静脉曲张,可出现类似于股薄肌激痛点引发的临床症状与体征,应注意鉴别。

【激痛点主治】

大腿内侧呈线状的疼痛。

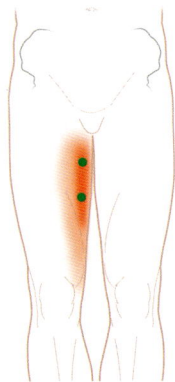

图 6-23　股薄肌激痛点及其引传痛区域

【关联性激痛点】

内收肌群内的激痛点,可出现类似于股薄肌激痛点的引传痛模式。

十、耻骨肌 (Pectineus)

拉丁语 *pecten*,指梳状物; *pectinatus*,指形状像梳状的。

耻骨肌位于腰大肌与长收肌之间(图 6-24)。

【肌肉起点】

耻骨和邻近的骨盆骨面。

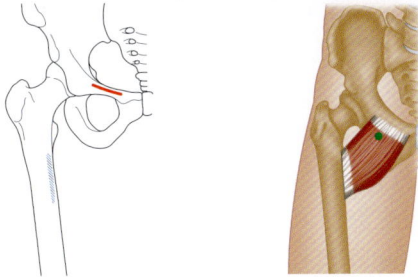

图 6-24　耻骨肌及激痛点位置解剖示意

【肌肉止点】

股骨小转子基部与股骨粗线之间的斜线（耻骨肌线）。

【神经支配】

股神经（$L_{2,3}$）。

【肌肉作用】

在髋关节处，内收和屈曲大腿。

【功能性运动】

在日常活动中，如沿直线行走的动作。

【激痛点诱因】

下肢夹板和/或石膏固定，足部和/或距小腿关节问题，体操训练中的突然超负荷运动，踢足球和/或滑冰损伤，骑马，滑雪，盘腿而坐。

【激痛点引传痛模式】

腹股沟前 8～12cm 的片区出现强烈的疼痛，并伴有更加弥散的引传痛，朝着大腿前内侧呈椭圆形散射（图 6-25）。

【鉴别诊断】

腹股沟疝、股疝、淋巴结

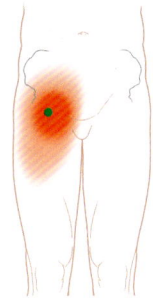

图 6-25　耻骨肌激痛点及其引传痛区域

199

肿大、感觉异常性股痛、腰神经根病症、血管功能不全等病症,可出现类似于耻骨肌激痛点引发的临床症状与体征,应注意鉴别。

【激痛点主治】

持续的腹股沟"内部"疼痛,腹股沟拉伤;髋关节痛,髋关节置换术后康复,髋部骨折后、妊娠、产后、性交和/或髋关节内收运动(健身房)时痛,髋关节骨关节炎。

【关联性激痛点】

长收肌和/或短收肌、髂腰肌肌内激痛点,腿长不等在相关肌肉内形成的激痛点,可出现类似于耻骨肌激痛点的引传痛模式。

十一、闭孔外肌(Obturator externus)

拉丁文 *obturare*,指闭阻;*externus*,指外面的(图6-26)。

【肌肉起点】

闭孔膜的外表面及邻近的骨面。

【肌肉止点】

股骨转子窝。

【神经支配】

闭孔神经的后支($L_{3,4}$)。

【肌肉作用】

在髋关节处外旋大腿。

【功能性运动】

在日常活动中,如咔哒

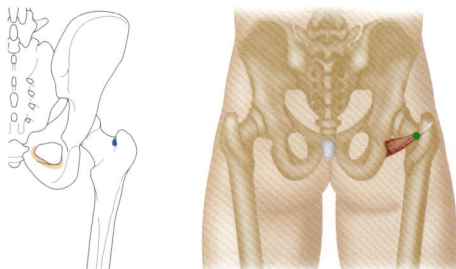

图6-26　闭孔外肌解剖及激痛点位置示意

一声把脚跟合在一起（立正）的动作"军姿"等。

【激痛点诱因】

（一侧）髋部上提（异常姿势或动作），膝关节或髋关节术后，石膏固定，使用拐杖，髋屈肌紧绷（孖肌疼痛综合征），产后损伤。

【激痛点引传痛模式】

盆腔深处的局部性疼痛，引传痛远至大转子后部。如果受到阻力，内旋会导致疼痛加剧（有时疼痛会向股骨内侧散射）（图6-27）。

【鉴别诊断】

阴部神经卡压、股后皮

神经卡压综合征、梨状肌综合征等病症，可出现类似于闭孔外肌激痛点引发的临床症状与体征，应注意鉴别。

【激痛点主治】

骨盆痛，坐时臀部疼痛。

【关联性激痛点】

梨状肌、孖肌肌内激痛点，可出现类似于闭孔外肌激痛点的引传痛模式。

十二、内收肌（Adductors）

拉丁语 *adducere*，指引向；*magnus* 指大的，*brevis* 指短的，*longus* 指长的。

包括短收肌和长收肌在内，大收肌是内收肌群中最大的肌肉。大收肌的上部纤维通常与股方肌的纤维融合。长收肌是三者中位置最靠前的肌肉。长收肌上部纤维的外侧缘构成股三角的内侧界（缝匠肌形成外侧界；腹股沟韧带形成上缘）（图6-28）。

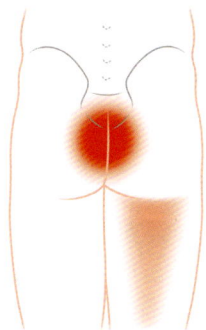

图6-27　闭孔外肌激痛点及其引传痛区域

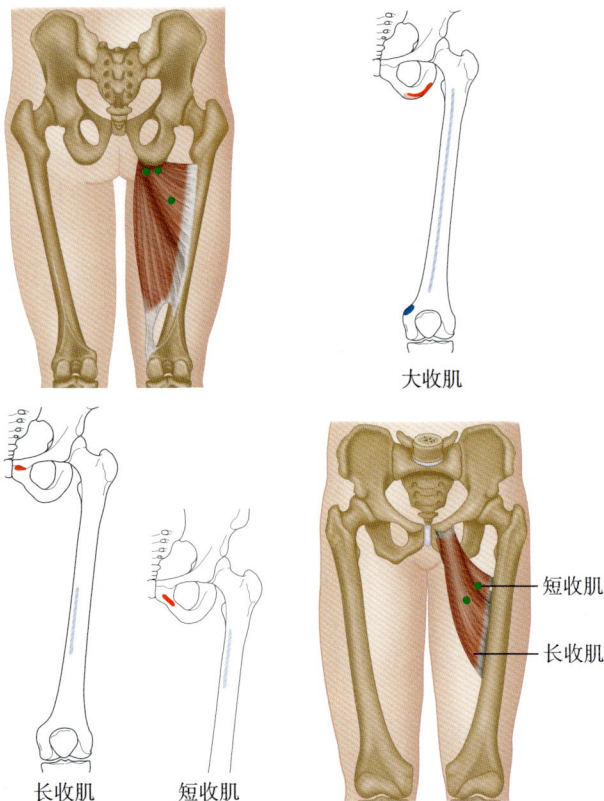

图 6-28　内收肌（群）解剖及激痛点位置示意

【肌肉起点】

耻骨前部（耻骨支）；大收肌也起于坐骨结节。

【肌肉止点】

股骨全长，沿股骨粗线和内侧髁上线至股骨内侧髁

上的内收肌结节。

【神经支配】

大收肌：闭孔神经（$L_{2\sim4}$）；坐骨神经的分支（胫神经）（$L_{2\sim4}$）。

短收肌：闭孔神经

（$L_{2,3}$）。

长收肌：闭孔神经（前支）（$L_{2\sim4}$）。

【肌肉作用】

在髋关节处内收、内旋大腿。

【功能性运动】

在日常活动中，如（上车或下车时）将第二条腿迈进或迈出汽车等动作。

【激痛点诱因】

腿部夹板和/或石膏固定，足部和/或距小腿关节问题，体操中的突然超负荷运动，足球和/或滑冰损伤，骑马，滑雪，盘腿而坐。

【激痛点引传痛模式】

多个引传痛区域。①有两个区域分别位于髋关节前方（5～8cm 的片区）和膝关节上方（5～8cm 的片区）；②从腹股沟韧带到膝关节内侧的整个大腿前内侧区域出现疼痛；③髋关节与膝关节之间的大腿内侧区域出现疼痛（图 6-29）。

【鉴别诊断】

撕脱伤、耻骨联合功能

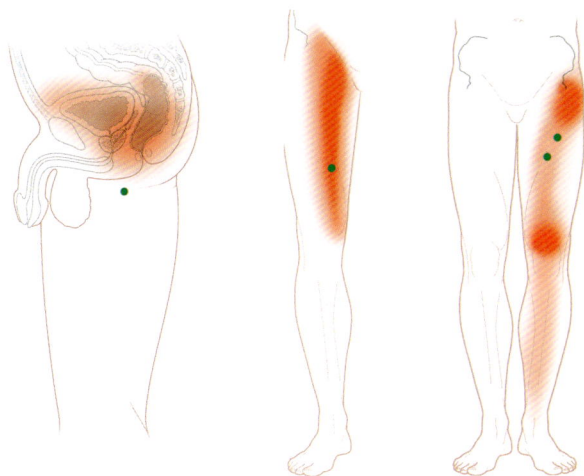

图6-29　内收肌（群）激痛点及其引传痛区域

障碍、神经病症、淋巴结病症、疝气、膝关节痛（机械性）、髋关节骨关节炎、股疝等病症，可出现类似于内收肌激痛点引发的临床症状与体征，应注意鉴别。

【激痛点主治】

大腿内侧深痛和/或压痛；髋关节和/或腿做外展活动时有僵硬感，髋关节在负重和/或旋转时痛，髋关节弹响；大腿下部的热痛和/或刺痛，腹股沟劳损，髋关节置换术后和/或骨折后康复；肾小管酸中毒，腿部肿胀，髋关节骨关节炎。

【关联性激痛点】

耻骨肌、股内侧肌、髂腰肌、股外侧肌、缝匠肌（下端）内的激痛点，可出现类似于内收肌激痛点的引传痛模式。

十三、腘绳肌（Hamstrings）

拉丁文 *semi* 指一半的；*membranosus* 指膜性的；*tendinosus* 指腱的；*biceps* 指双头的；*femoris* 指大腿的（股的）。

腘绳肌由三块肌肉组成，从内到外分别是半膜肌、半腱肌和股二头肌（图6-30）。

【肌肉起点】

坐骨结节、股二头肌（仅短头）和起于股骨粗线的外侧唇。

【肌肉止点】

半膜肌：胫骨内侧髁内后侧面的沟和相邻骨。

半腱肌：胫骨近端的内侧面。

股二头肌：腓骨头。

【神经支配】

坐骨神经（L_5、S_1、S_2）。

【肌肉作用】

在膝关节处屈曲小腿；半膜肌和半腱肌可在髋关节处伸展大腿和内旋大腿，在膝关节处内旋小腿；股二头肌在髋关节处伸展并外旋大腿，在膝关节处外旋小腿。

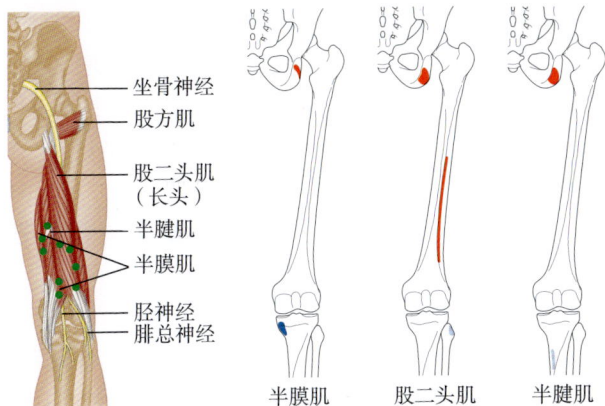

图 6-30　腘绳肌解剖及激痛点位置示意

【功能性运动】

在跑步过程中,腘绳肌在小腿向前摆动结束时减慢速度,并防止躯干在髋关节处屈曲。

【激痛点诱因】

长时间驾驶,不合适的坐姿和/或工作椅使大腿后侧被硌到,髋关节手术,盘腿而坐,髋和/或膝和/或距小腿关节损伤和/或骨折,下肢石膏固定,穿高跟鞋,先天性下肢短小,骶髂关节功能障碍,运动前后不适当的拉伸运动。

【激痛点引传痛模式】

半膜肌和半腱肌(激痛点):在臀沟下方 10cm 大小的片区出现剧烈的疼痛,伴下肢后内侧至跟腱区域出现弥漫性疼痛。

股二头肌(激痛点):下肢后内侧出现弥漫性疼痛,从下肢后侧至膝关节有 10cm 的片区出现剧烈疼痛(图 6-31)。

【鉴别诊断】

坐骨神经痛、神经根病症、肌肉撕裂、骨炎、膝滑囊炎性骨关节炎、膝关节功能障

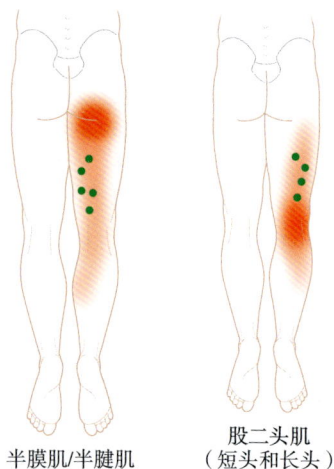

半膜肌/半腱肌　　　股二头肌
　　　　　　　　　（短头和长头）

图 6-31　腘绳肌激痛点及其引传痛区域

碍、腱鞘炎等病症，可出现类似于腘绳肌激痛点引发的临床症状与体征，应注意鉴别。

【激痛点主治】

坐和/或行走时大腿后侧痛（夜间加剧），下肢后部触痛可能导致跛行，坐着时疼痛更严重，背部术后，因骑车和/或踢足球和/或打篮球和/或网球和/或橄榄球运动导致的腿后部疼痛。

【关联性激痛点】

梨状肌、腘肌、臀肌、闭孔内肌、股外侧肌、跖肌、腓肠肌、胸腰椎旁肌肌内激痛点，可出现类似于腘绳肌激痛点的引传痛模式。

【附】激痛点与髋关节骨关节炎

髋关节的运动涉及一种特定的依次连续性肌肉激活模式。我们将要研究的肌肉运动的特定模式包括髋关节的伸展、外展以及旋转运动。所有这些模式都是通过特定肌群的协调来实现的。一般而言，髋关节部位肌肉的激痛点位置将取决于人体想要完成的（动作）任务。

髋关节保持模式

与冻结肩（AC）一样，髋关节骨关节炎也有特定的屈曲、内收和内旋的"默认保持模式"。这导致了在以下具有内收作用的肌肉中产生原发性激痛点：大收肌、短收肌和长收肌（见 202 页），因其拮抗肌的交互抑制而在臀中肌（见 180 页）和臀小肌（见 182 页）中产生继发性激痛点。另外，还在髂腰肌（见 95 页）和股四头肌（见 196 页）（屈曲髋关节作用的肌肉）中，以及耻骨肌（见 199 页）、梨状肌（见 184 页）和髋关节短旋肌（"GIGO"肌群、上孖肌、闭孔内肌、下孖肌及闭孔外肌复合体，见 187 页）中产生继发性激痛点。

类似于冻结肩，在大多数髋关节病症中，这种"髋关节保持"模式在或多或少的程度上会出现（如股骨髋臼撞击症，femoroacetabular impingement，FAI，又称髋关节撞击综合征、股骨髋臼撞击综合征。译者注）（图 6-32）。

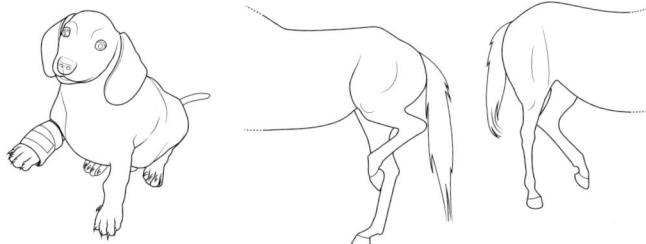

Hip holding patterns

图 6-32　髋关节保持模式

【附】激痛点与膝关节交锁

膝关节交锁在成年人中比较常见。一项研究报道，年龄在 36～94 岁的成年人，在过去的 3 个月中至少发生过一次膝关节交锁，它会影响到所有年龄和健康水平的人（图 6-33）。

这是一种耐人寻味的综合征，普遍与股内侧肌的激痛点相关（见 195 页）。通

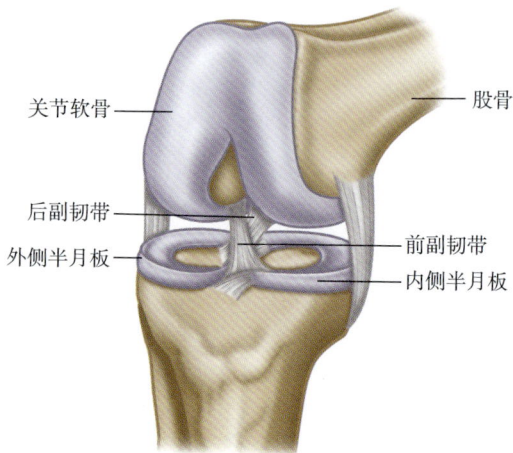

关节软骨

股骨

后副韧带

前副韧带

外侧半月板

内侧半月板

图 6-33　膝关节解剖示意

常无痛,但有时也会疼痛,表现为膝关节处于屈曲状态(像被卡住一般处于半屈曲位),膝关节活动受限。有时会被误认为是腰神经根病症或股丛神经根病,但这是误诊。

通过肌肉触诊和识别股内侧肌激痛点来诊断。灭活激痛点可即刻解除膝关节交锁。在长期或慢性疾病中,观察其拮抗肌肌内激痛点也是非常有意义的。

☑ 股四头肌-伸展(膝关节)

☑ 腘绳肌-屈曲(膝关节)

☑ 稳定作用-起自臀大肌和阔筋膜张肌的髂胫束

(孙山山、谢宁、胡亚才　译,

杜元灏　审校)

第7章

小腿部和足部肌肉

小腿和足部的多种疾病都可能与激痛点有关。

对于足底筋膜炎而言，使用有足弓支撑的质量好的矫形器可能会有所帮助。应考虑在腓肠肌、比目鱼肌、踇展肌、趾短屈肌、小趾展肌和/或踇方肌中去寻找激痛点。避免跑步、跳跃运动和超过40min的长时间驾驶，直到症状缓解才可步行。必要时减轻体重会有帮助，因为超重会给腿和足部结构带来额外的压力负担。

踇外翻是一种疼痛性病症，踇趾在最靠近脚的关节处向外侧伸展，出现畸形。踇长屈肌会出现紧绷，并形成激痛点，骨骼会因施加的力而进一步延伸，并形成一个自我持续的（恶性）循环。踇短屈肌、踇收肌和踇展肌薄弱，从而导致进一步（异常）延伸和畸形。患者应避免穿高跟鞋。

筋膜室（间隙）综合征，包括外胫夹（前筋膜室综合征），是小腿肌肉紧绷、变短而导致肌肉间室肿胀，压力增加而引起的。症状包括钝痛、紧绷和疼痛，并随着时间的推移而进一步发展，活动后症状加重，而运动锻炼后疼痛持续的时间会更长。

对于前室问题，应考虑胫骨前肌、踇长伸肌、趾长伸肌和趾短伸肌；外侧室问题，应考虑腓骨长肌、腓骨短肌和第三腓骨肌；后浅室，应考虑比目鱼肌和腓肠肌；后深室，应考虑趾长屈肌、踇长屈肌、腘肌和胫骨后肌。

一、胫骨前肌
（Tibialis anterior）

　　拉丁文 *tibialis*，指胫骨相关的（胫骨的）；*anterior* 指前面的（图 7-1）。

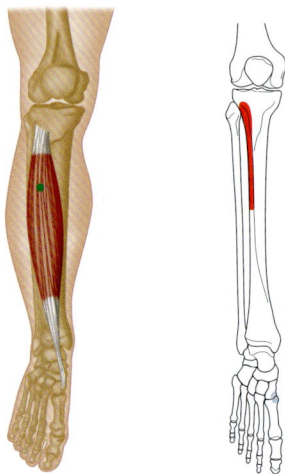

图 7-1　胫骨前肌解剖及激痛点位置示意

【肌肉起点】

　　胫骨外侧表面和邻近的骨间膜。

【肌肉止点】

　　内侧楔骨的内下侧面及第一跖骨底近端面。

【神经支配】

　　腓深神经（L_4、L_5）。

【肌肉作用】

　　在距小腿关节处背屈足；使足（底）内翻；对足内弓的动态支撑作用。

【功能性运动】

　　在日常活动中，如行走和跑步（有助于防止脚后跟着地后，足拍打到地面上，并在腿部向前摆动时将足抬离地面）等运动。

【激痛点诱因】

　　直接创伤，距小腿关节扭伤，穿不合脚的靴子和/或鞋、劣质的矫形器，在不平坦的地面上行走，踢碰到大足趾，超负载活动（如行走、骑脚踏车）。

【激痛点引传痛模式】

　　胫骨前内侧隐痛，距小腿关节（前部）出现 3～5cm 的痛区，最终导致大足趾（整个足趾）疼痛（图 7-2）。

【鉴别诊断】

　　腰椎间盘突出症、足趾

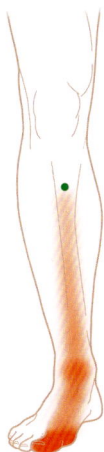

图 7-2 胫骨前肌激痛点及其引传痛区域

关节炎、胫前间隔综合征、胫骨痛（前部）、静脉曲张（这里的胫前间隔综合征、外胫夹是指不存在胫骨前肌激痛点的情况。译者注）等病症，可出现类似于胫骨前肌激痛点引发的临床症状与体征，应注意鉴别。

【激痛点主治】

距小腿关节疼痛和/或压痛，大趾疼痛，外胫夹（胫前间隔综合征）（外胫夹是由胫骨表面肌肉损伤引起的

一种疼痛性疾病，它与运动性劳损和外伤有直接关系。损伤会导致机体发生炎症反应，而在前间隔中的炎症会导致大量液体潴留在该区域，加重炎症并释放更多镇痛化学物质。如静脉回流系统和循环结构也被肿胀所淹没，新的炎症导致体液渗入不能得到排解，患处压力会逐渐增高，就像是一个不停吹气的气球一样，但前间隔没有那么多空间用来膨胀。最终会挤压周边的组织，导致更严重的情况。外胫夹是导致胫前间隔综合征的主要因素之一。译者注），足下垂，距小腿关节无力（儿童），痛风趾，草皮趾，跌倒，平衡问题。

【关联性激痛点】

姆长伸肌、第三腓骨肌、姆短伸肌、趾短伸肌、趾长伸肌、姆长屈肌、第一骨间背侧肌肌内激痛点，可出现类似于胫骨前肌激痛点的引传痛模式。

二、趾长伸肌和蹈长伸肌（Extensor digitorum longus and extensor hallucis longus）

拉丁语 *extendere*，指伸展；*digitorum* 指足趾和 / 或手指的；*hallucis* 指大足趾的；*longus* 指长的。

与手部的相应肌腱一样，趾长伸肌在足近端趾骨的背面形成伸肌腱帽。这些腱帽通过蚓状肌和趾短伸肌的肌腱连接在一起，但骨间肌并未参与（图 7-3）。

【肌肉起点】

趾长伸肌：腓骨近端内侧面的 1/2 和胫骨外侧髁的相关表面。

蹈长伸肌：腓骨中段内表面的 1/2 和邻近的骨间膜。

【肌肉止点】

趾长伸肌：沿着 4 个外

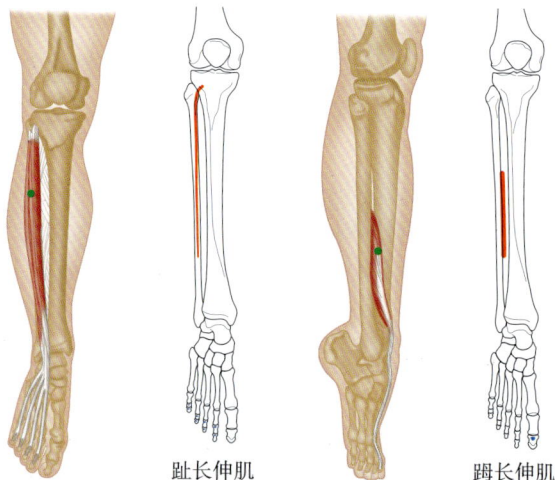

趾长伸肌　　　　　　　蹈长伸肌

图 7-3　趾长伸肌与蹈长伸肌解剖及激痛点位置示意

侧足趾的背侧面。每条肌腱分开,并附着在远节趾骨底部中间。

趾长伸肌:足大趾远节趾骨底部。

【神经支配】

腓深神经(L_5、S_1)。

【肌肉作用】

趾长伸肌:伸展外侧 4 个足趾及使足背屈。

踇长伸肌:伸展大足趾;使足背屈。

【功能性运动】

在日常活动中,如从楼梯往上走(确保大足趾越过台阶)等运动。

【激痛点诱因】

直接创伤,距小腿关节扭伤,穿不合脚的靴子和/或鞋、劣质的矫形器,在不平整的地面上行走,应力性骨折,夹板固定,踢碰到大足趾,运动(如踢足球、骑自行车、登山)。

【激痛点引传痛模式】

趾长伸肌(激痛点):足背痛,并延伸至中间 3 个足趾。

踇长伸肌(激痛点):大足趾背侧痛(图 7-4)。

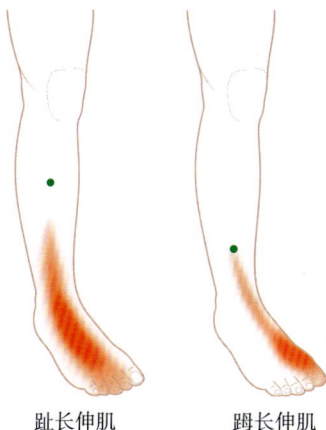

图 7-4　趾长伸肌与踇长伸肌激痛点及其引传痛区域

【鉴别诊断】

锤状趾和/或爪状趾、踇囊炎、腓骨头损伤、筋膜室综合征、足下垂(上运动神经元痛)、肌腱炎、肌腱损伤等病症,可出现类似于趾长伸肌、踇长伸肌激痛点引发的临床症状与体征,应注意鉴别。

【激痛点主治】

足背痛,距骨痛,踇趾

痛("持续性"疼痛),夜间痉挛,胫前肌间隔综合征,锤状趾和/或爪状趾。

【关联性激痛点】

腓骨肌、胫骨前肌肌内激痛点,可出现类似于趾长伸肌、蹞长伸肌激痛点的引传痛模式。

三、腓骨肌 (Fibulares)

拉丁语 *fibula*,指胸针和/或锁扣(位于小腿上的腓骨与胫骨,两端连接,中间分离,就像别针形状一样,所以借用 *fibula* 喻指腓骨。译者注); *longus*,指长的; *brevis*,指短的; *tertius*,指第 3。

腓骨长肌止点部位的肌腱结构有助于维持足横弓和外侧弓的稳定。腓骨短肌有部分肌纤维与小趾伸肌肌腱相连,因此,被称为腓骨小趾肌。

第三腓骨肌(源于足伸肌群)是趾长伸肌下外侧部分分出的一个分支(肌束)(图 7-5)。

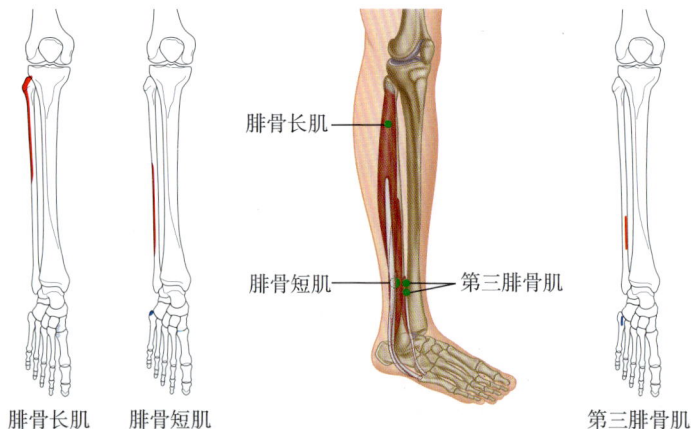

腓骨长肌　腓骨短肌　第三腓骨肌

图 7-5 腓骨肌解剖及激痛点位置示意

【肌肉起点】

腓骨长肌:腓骨体外侧的上 2/3 骨面,腓骨头,偶尔也有胫骨外侧髁。

腓骨短肌:腓骨体外侧的下 2/3 骨面。

第三腓骨肌:腓骨内侧面的远端部。

【肌肉止点】

腓骨长肌:内侧楔骨远端的外侧,第 1 跖骨底。

腓骨短肌:第 5 跖骨底的外侧结节(第 5 跖骨粗隆)。

第三腓骨肌:第 5 跖骨底的背内侧面。

【神经支配】

腓骨长、短肌:腓浅神经(L_5 、 S_1 、 S_2)。

第三腓骨肌:腓深神经(L_5 、 S_1)。

【肌肉作用】

腓骨长肌:使足外翻和跖屈,支撑足弓。

腓骨短肌:使足外翻。

第三腓骨肌:使足背屈和外翻。

【功能性运动】

在日常活动中,如在不平坦的地面上行走,行走和跑步等运动。

【激痛点诱因】

直接创伤,骨折后,距小腿关节扭伤,穿不合脚的靴子和/或鞋子、劣质的矫形器,在不平坦的地面上行走,夹板(石膏)固定,运动(如跑步、踢足球、骑车、登山、游泳),鞋类不适足(穿高跟鞋),穿紧身袜子,长时间的盘腿而坐,脚尖着地趴着睡觉。

【激痛点引传痛模式】

主要在外踝上、前、后部分呈线状分布。沿足的外侧面,偶尔在小腿外侧中 1/3 处出现隐痛(图 7-6)。

【鉴别诊断】

肌腱撕裂、足部骨折、第一跖骨(茎突)骨折,足部问题,腓骨头功能障碍(腓总神经),足趾病症,距小腿关节病症(关节炎),步态障碍;筋膜室综合征(外侧),髋关节骨关节炎等病症,可

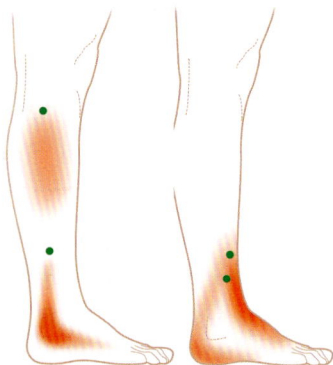

腓骨长肌（上），　　第三腓骨肌
腓骨短肌（下）

图 7-6　腓骨肌激痛点及其引传痛区域

出现类似于腓骨肌激痛点引发的临床症状与体征，应注意鉴别。

【激痛点主治】

足内翻，反复性足内翻和/或外翻损伤，（外）踝周围压痛，距小腿关节无力，骨折（和石膏固定）后康复，足部问题（如老茧、疣、神经瘤），足趾骨关节炎，跖骨痛，距小腿关节僵硬，小腿外侧筋膜室综合征。

【关联性激痛点】

阔筋膜张肌、臀小肌、趾长伸肌、趾短伸肌、跨短伸肌肌内激痛点，可出现类似于腓骨肌激痛点的引传痛模式。

四、腓肠肌（Gastrocnemius）

希腊语 *gaster*，指胃、肚子；*kneme* 指小腿（图 7-7）。

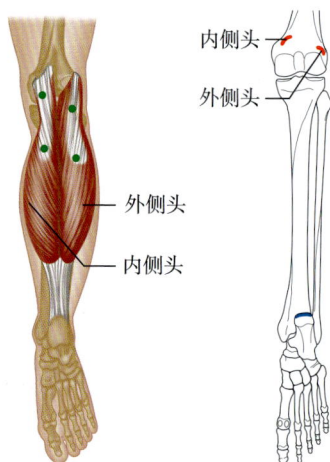

图 7-7　腓肠肌解剖及激痛点位置示意

【肌肉起点】

内侧头：股骨远端的后表面，即在内侧髁的上方。

外侧头：股骨外侧髁的后外侧表面上方。

【肌肉止点】

通过跟腱止于跟骨的后表面。

【神经支配】

胫神经（S_1、S_2）。

【肌肉作用】

使足跖屈，屈膝；在行走和跑步中主要提供推动力。

【功能性运动】

在日常活动中，如踮着脚尖站立等运动。

【激痛点诱因】

直接创伤，骨折后，距小腿关节扭伤，不合脚的靴子和/或鞋子、劣质的矫形器，在不平坦的表面行走（上坡），夹板（石膏）固定，长时间驾驶，职业性动作（蹲位），不合适的运动（如跑步、踢足球、骑自行车、登山、游泳），穿着不合适的鞋类（穿高跟鞋），穿紧身袜子，长时间盘腿而坐，足趾着地趴着睡觉，小腿痛性痉挛（抽筋），生化因素（维生素

和/或矿物质），药物引起的（不良反应）。

【激痛点引传痛模式】

每个肌腹部都有数个激痛点，在脚踝处也有附着激痛点。在外侧头和内侧头的4个最常见的激痛点及引传痛模式如图所示（图7-8）。

【鉴别诊断】

血栓性静脉炎、深静脉血栓形成（静脉曲张、间歇性跛行）、骶1神经根病、腘窝囊肿、胫后筋膜室综合征、跟腱炎（阿基里斯跟腱炎）、Sever病（跟骨结节骨软骨病）、滑囊炎等病症，可出现类似于腓肠肌激痛点引发的临床症状与体征，应注意鉴别。

【激痛点主治】

小腿疼痛和/或僵硬，夜间痛性痉挛（抽筋），足部疼痛（足弓），运动性活动时膝后侧疼痛，扁平足（足弓塌陷）。

【关联性激痛点】

比目鱼肌、跖肌、胫骨前和/或后肌、趾屈肌（长）、趾

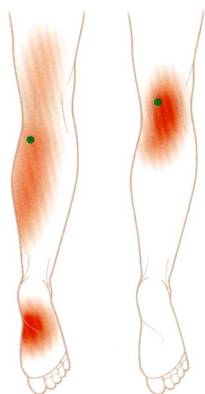

内侧头

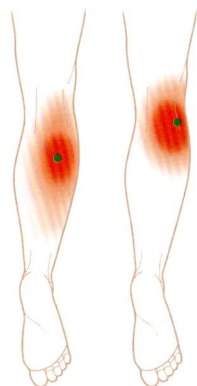

外侧头

图 7-8　腓肠肌激痛点及其引传痛区域

伸肌肌内激痛点,可出现类似于腓肠肌激痛点的引传痛模式。

五、跖肌（Plantaris）

拉丁语 *plantaris*,指脚底相关的。

跖肌细长的肌腱相当于手臂的掌长肌腱。8%～12% 的人没有跖肌,因此,跖肌被认为是一块不重要的肌肉,主要与腓肠肌一起发挥作用（图 7-9 ）。

【肌肉起点】

股骨外上髁线的下部和

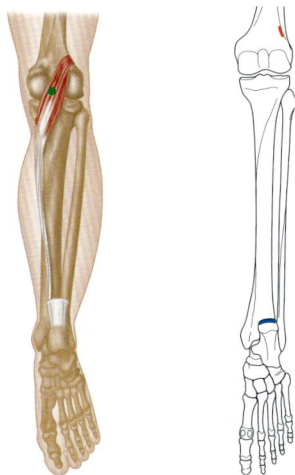

图 7-9　跖肌解剖及激痛点位置示意

膝关节腘斜韧带。

【肌肉止点】

通过跟腱止于跟骨后表面。

【神经支配】

胫神经（S_1、S_2）。

【肌肉作用】

使足跖屈,屈膝。

【功能性运动】

在日常活动中,如踮着脚站立。

【激痛点诱因】

骨折后,劣质的矫形器,长时间驾驶,不适当的运动（如跑步、踢足球、骑车、登山、游泳）,不适足的鞋类（穿高跟鞋）,穿紧身袜子,坐着时小腿搭在椅子和/或桌子上,先天性下肢短小。

【激痛点引传痛模式】

腘窝处 2~3cm 的片区痛,疼痛散射到小腿下部 5~10cm 的区域（图 7-10）。

【鉴别诊断】

跟腱炎、骨筋膜室综合征、血管疾病、跟骨骨刺、筋膜炎、距下关节病症、静脉泵

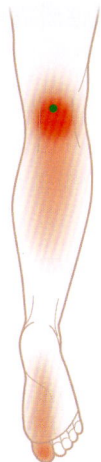

图 7-10　跖肌激痛点及其引传痛区域

机制问题、肌腱断裂、腘窝囊肿、外胫夹（这里指没有跖肌激痛点的胫骨部位疼痛。译者注）、应力性骨折、腿长不等等病症,可出现类似于跖肌激痛点引发的临床症状与体征,应注意鉴别。

【激痛点主治】

小腿和/或脚跟和/或膝后疼痛、反复长期地穿高跟鞋、扁平足（足弓塌陷）、外胫夹、爬楼梯疼痛、儿童生长痛。

【关联性激痛点】

　　腘肌、腓肠肌、胫骨后肌、足底方肌、踇展肌、臀小肌肌内激痛点，可出现类似于跖肌激痛点的引传痛模式。

六、比目鱼肌（Soleus）

　　拉丁语 *soleus*，指皮鞋底和/或凉鞋和/或鳎（鱼）（因该肌肉与人类脚底一样扁平，而被称为"鞋底"；另外，鳎鱼体侧扁，呈片状，长椭圆形，与该肌肉相似。译者注）。

　　比目鱼肌被称为骨骼肌泵，因为它在直立姿势时负责将静脉血从外周泵回心脏（图 7-11）。

【肌肉起点】

　　腓骨头的后侧以及腓骨颈、腓骨体近端的邻近表面；比目鱼肌线和胫骨内侧缘；胫骨和腓骨附着处之间的腱弓。

【肌肉止点】

　　随着跟腱止于跟骨后表面。

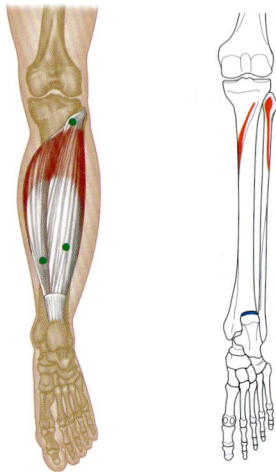

图 7-11　比目鱼肌解剖及激痛点位置示意

【神经支配】

　　胫神经（S_1, S_2）。

【肌肉作用】

　　使足跖屈。比目鱼肌在站立时常处于收缩状态，以防止身体因距小腿关节不稳而向前摔倒。因此，它有助于保持直立的姿势。

【功能性运动】

　　在日常活动中，如维持踮着脚尖站立的动作。

【激痛点诱因】

　　骨折后夹板固定，劣质

的矫形器，长时间驾驶、运动（如跑步、踢足球、骑自行车、登山、滑雪、使用划船器）（划船器是以训练为目的，用来模拟水上赛艇运动的机器。译者注），不适合的鞋类（穿高跟鞋），先天性下肢短小，职业性站立姿势，直接打击或创伤，小腿受压。

【激痛点引传痛模式】

跟腱远端和脚跟至足后半部分的疼痛；从膝关节到跟腱起始点以上的小腿肚

疼痛。同侧骶髂关节区域出现 4～5cm 的片区疼痛（罕见）（图 7-12）。

【鉴别诊断】

跟腱炎、骨筋膜室综合征、血管疾病、跟骨骨刺、筋膜炎、距下关节病症、静脉泵作用机制问题、肌腱断裂、腘窝囊肿、外胫夹、应力性骨折、腿长短不一等病症可出现类似于比目鱼肌激痛点引发的临床症状与体征，应注意鉴别。

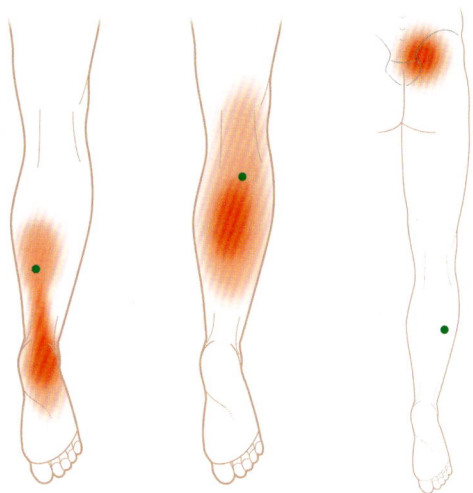

图 7-12　比目鱼肌激痛点及其引传痛区域

【激痛点主治】

小腿和/或脚跟和/或膝后疼痛,持续性和/或长期穿高跟鞋,足底筋膜炎,慢性小腿肌肉缩短,步行上楼时小腿痛,腰痛,腿部痛性痉挛(抽筋)。

【关联性激痛点】

腘肌、腓肠肌、胫骨后肌、足底方肌、跨展肌、梨状肌肌内激痛点(偶尔会辐射到下颌),可出现类似于比目鱼肌激痛点的引传痛模式。

七、腘肌(Popliteus)

拉丁语 *poples*,指膝、大腿后部(图 7-13)。

【肌肉起点】

股骨外侧髁。

【肌肉止点】

胫骨近端的后表面。

【神经支配】

胫神经(L_4、L_5,S_1)。

【肌肉作用】

稳定和解锁膝关节。

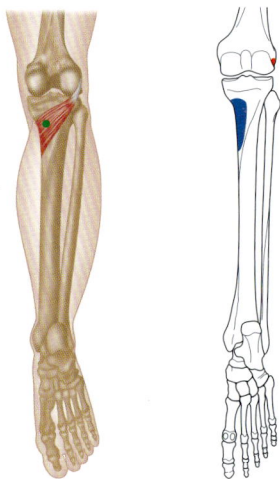

图 7-13　腘肌解剖及激痛点位置示意

【功能性运动】

在日常活动中,维持行走。

【激痛点诱因】

骨折后,夹板固定、劣质的矫形器,长时间驾驶,扭转性运动(如踢足球、登山、滑雪、打棒球、橄榄球),与许多膝关节问题有关的因素。

【激痛点引传痛模式】

局部出现 5～6cm 的疼痛区(膝关节后部和中央区),伴有弥漫性疼痛,向各个方向散射,尤其是向下方散射(图 7-14)。

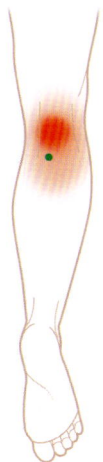

图 7-14　胭肌激痛点及其引传痛区域

【鉴别诊断】

撕裂伤、交叉韧带问题(失稳)、胭窝囊肿、骨关节炎、肌腱炎,软骨(半月板)损伤,血管(深静脉血栓、血栓)病症、腱鞘炎等病症,可出现类似于胭肌激痛点引发的临床症状与体征,应注意鉴别。

【激痛点主治】

蹲和/或蹲伏和/或行走和/或跑步时膝后部疼痛,

上、下楼梯时膝后和/或小腿疼痛,被动屈伸时膝关节僵硬,足底筋膜炎,慢性小腿肌肉短缩,腰痛,小腿痛性痉挛(抽筋)。

【关联性激痛点】

二头肌、腓肠肌(髌韧带)、跖肌肌内激痛点,可出现类似胭肌激痛点的引传痛模式。

八、趾长屈肌和踇长屈肌(Flexor digitorum longus and flexor hallucis longus)

拉丁语 *flectere*,指屈曲;*digitorum*,指足趾和/或手指的;*hallucis*,指大足趾的;*longus*,指长的。

趾长屈肌肌腱止于外侧 4 个足趾,类似于指深屈肌肌腱在手部的止点。

踇长屈肌有助于保持足内侧纵弓的稳定(图 7-15)。

【肌肉起点】

趾长屈肌:胫骨后表面

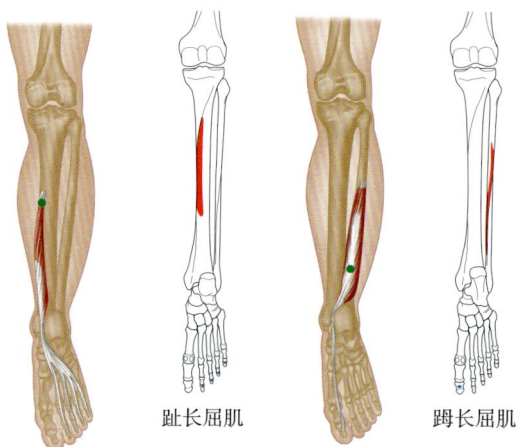

趾长屈肌　　　　　　　　蹈长屈肌

图 7-15　趾长屈肌和蹈长屈肌解剖及激痛点位置示意

的内侧部,比目鱼肌线下方。

蹈长屈肌:腓骨后表面的下 2/3 处及邻近的骨间膜。

【肌肉止点】

趾长屈肌:外侧四趾的远节趾骨底部的跖侧面。

蹈长屈肌:大足趾远节趾骨底部的跖侧面。

【神经支配】

胫神经(S_2, S_3)。

【肌肉作用】

趾长屈肌:使外侧的四个足趾屈曲(使脚在行走时能牢牢地抓地)。

蹈长屈肌:使大足趾屈曲,在行走过程中对脚最终推进的推力至关重要。

【功能性运动】

在日常活动中,如走路时蹬离地面(尤其是赤脚在不平坦的地面上行走时);踮起脚尖站立。

【激痛点诱因】

蹈趾关节炎,不合脚的鞋类和/或劣质的矫形器,运动(如散步、慢跑、跑步),距小腿关节过度活动,扁平足,痛风趾。

【激痛点引传痛模式（图7-16）】

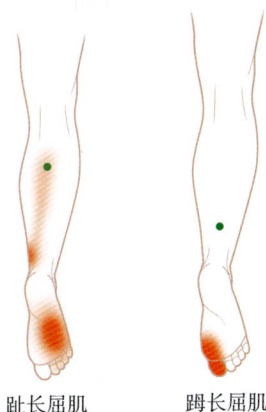

趾长屈肌　　　　蹬长屈肌

图 7-16　趾长屈肌和蹬长屈肌激痛点及其引传痛区域

趾长屈肌（激痛点）：小腿内侧面隐隐的线状疼痛，主要症状为足底面前部的疼痛。

蹬长屈肌（激痛点）：大足趾、足底和第一趾骨头部的剧烈疼痛。

【鉴别诊断】

外胫夹、骨筋膜室综合征、肌腱断裂，足和/或内踝失稳、应力性（行军，即快步走）骨折，莫顿神经瘤，锤状趾和/或爪状趾、蹬趾外翻、跖痛、第一跖趾关节骨关节炎、痛风、足底筋膜炎等病症，可出现类似于趾长屈肌、蹬长屈肌激痛点引发的临床症状与体征，应注意鉴别。

【激痛点主治】

负重和/或在不平坦的地面上行走时的足部疼痛，大足趾痛，小腿痛性痉挛（抽筋），大足趾下麻木。

【关联性激痛点】

浅和/或深足固有肌、胫骨后肌、趾长和/或趾短伸肌内激痛点，可出现类似趾长和蹬长屈肌激痛点的引传痛模式。

九、胫骨后肌（Tibialis posterior）

拉丁语 *tibialis*，指与小腿有关的；*posterior*，指后面的（图7-17）。

【肌肉起点】

小腿骨间膜的后表面和胫骨、腓骨的邻近部位。

225

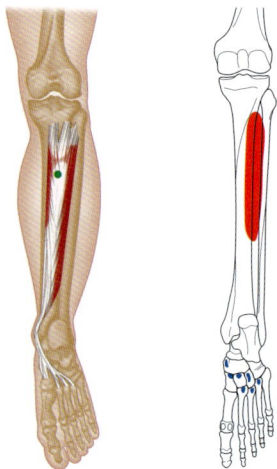

图 7-17　胫骨后肌解剖及激痛点位置示意

【肌肉止点】

主要是舟骨结节以及内侧楔骨的邻近部位。

【神经支配】

胫神经（L_4，L_5）。

【肌肉作用】

使足内翻和跖屈；行走时支撑足内侧弓。

【功能性运动】

在日常活动中，如踮着足尖站立；踩下汽车踏板。

【激痛点诱因】

足趾关节炎，穿不合脚的鞋（高跟鞋）或劣质的矫形器，不适宜的运动（如步行、慢跑、快跑、疾跑），距小腿关节活动过度，扁平足，长时间驾驶（踩踏板）。

【激痛点引传痛模式】

小腿肚隐隐作痛，疼痛沿着跟腱向脚后跟和/或脚底散射并逐渐增强（图 7-18）。

【鉴别诊断】

外胫夹、胫后筋膜室综合征（深部）、肌腱断裂、腱

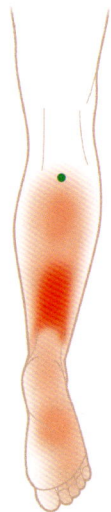

图 7-18　胫骨后肌激痛点及其引传痛区域

鞘炎、心血管疾病、跟腱炎、深静脉血栓形成等病症或情况，可出现类似于胫骨后肌激痛点引发的临床症状与体征，应注意鉴别。

【激痛点主治】

跟腱炎，小腿肚和/或足跟痛，足底筋膜炎，在不平坦表面上跑步和/或走路时疼痛，莫顿神经瘤，足部跗骨周围出现小片状的麻木区，足趾痛性痉挛（抽筋），锤状和/或爪状趾，踝管综合征。

【关联性激痛点】

趾长屈肌、腓骨肌、姆长屈肌肌内激痛点，以及足部力学问题引起的相关肌肉内产生的激痛点，可出现类似于胫骨后肌激痛点的引传痛模式。

十、足部表层肌肉（Superficial muscles of the foot）

拉丁语 *abducere*，指引导离开某处；*hallux*，指姆趾；*flectere*，指屈曲；*digitus*，指足趾；*brevis*，指短的；*minimi*，指最小的；*extendere*，指伸展。

足部表浅肌肉包括：姆展肌、趾短屈肌、小趾展肌、趾短伸肌（图 7-19）。

【肌肉起点】

姆展肌：跟骨结节、屈肌支持带、足底腱膜。

趾短屈肌、小趾展肌：跟骨结节、足底腱膜、邻近的肌间隔。

趾短伸肌：跟骨上外侧表面的前部、距跟外侧韧带、下部伸肌支持带。

【肌肉止点】

姆展肌：姆趾近节趾骨底的内侧。

趾短屈肌：第 2～5 趾中节趾骨（底）。

小趾展肌：第 5 趾近节趾骨底部的外侧。

趾短伸肌：姆趾近节趾骨底，第 2～4 趾长伸肌腱的外侧。

【神经支配】

姆展肌、趾短屈肌：足底

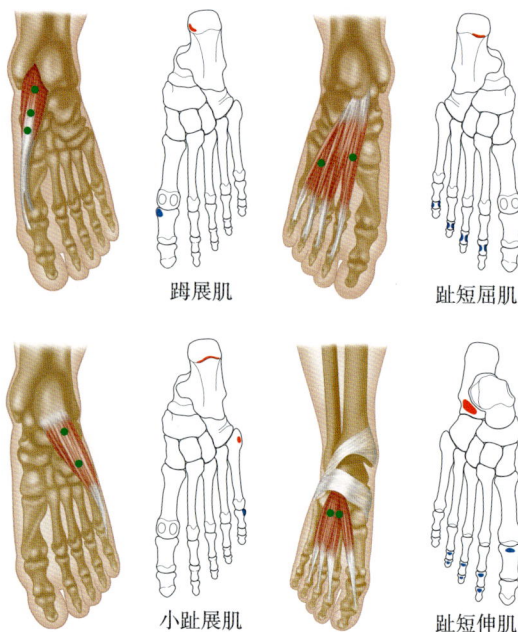

蹈展肌　　　　　　　　　趾短屈肌

小趾展肌　　　　　　　　趾短伸肌

图 7-19　足部表浅肌肉解剖及激痛点位置示意

内侧神经（L_4，L_5，S_1）。

小趾展肌：足底外侧神经（S_2，S_3）。

趾短伸肌：腓深神经（L_4，L_5，S_1）。

【肌肉作用】

蹈展肌：在跖趾关节处使蹈趾外展，并协助蹈趾屈曲。

趾短屈肌：除远端趾间关节外，屈曲外侧 4 个足趾的所有关节。

小趾展肌：外展第 5 趾。

趾短伸肌：伸内侧 4 个足趾关节。

【功能性运动】

在日常活动中，如推进步行；步行和跑步时协助保持稳定性和提供力量；通过蹈趾帮助收集脚底下的物体。

【激痛点诱因】

趾关节炎,穿不合脚的鞋(高跟鞋)或劣质的矫形器,不适当的运动(如游泳、散步、慢跑、快跑、疾跑),距

小腿关节过度活动,足趾抓地活动,创伤。

【激痛点引传痛模式(图 7-20)】

蹬展肌(激痛点):足后跟内侧痛,并沿足内侧缘

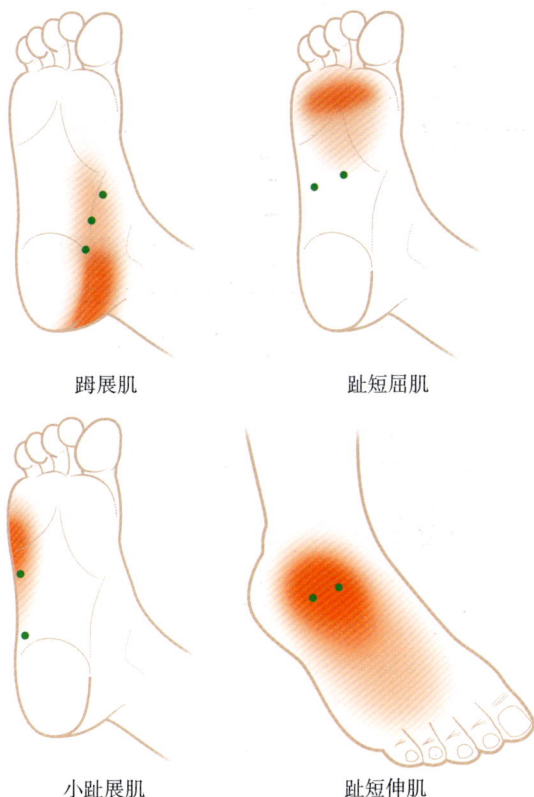

蹬展肌　　　　　　　　　趾短屈肌

小趾展肌　　　　　　　　趾短伸肌

图 7-20　足部表浅肌肉激痛点及其引传痛区域

散射。

趾短屈肌（激痛点）：第2～4趾骨头下的足底部痛。

小趾展肌（激痛点）：第5趾骨头下的足底部痛。

趾短伸肌（激痛点）：足背外侧即外踝正下方，出现剧烈的呈椭圆形（4～5cm）的痛区。

【鉴别诊断】

茎突撕脱性骨折、踇趾外翻、扁平足、踇趾僵直或活动过度、跖痛、锤状趾和/或爪状趾、跟骨骨刺、应力性（行军）骨折、骨筋膜室综合征、足内翻与外翻等病症，可出现类似于足部表层肌肉激痛点引发的临床症状与体征，应注意鉴别。

【激痛点主治】

足部痛（背部和/或足底），行走时有"酸痛"感以及休息时亦有"疼痛"感，跖脚尖和/或负重和/或从坐位开始站立时出现疼痛，长期穿高跟鞋，莫顿神经瘤，足趾痛性痉挛，锤状和/或爪状趾，足局部性麻木。

【关联性激痛点】

足底骨间肌、足底方肌、踇收肌、趾长和/或短伸肌、趾短屈肌内激痛点；髋和/或膝关节和/或足踝力学问题引起的相应肌肉内产生的激痛点；踇长伸肌、踇展肌肌内激痛点均可出现类似于足部表层肌肉激痛点的引传痛模式。

十一、足部深层肌肉（Deep muscles of the foot）

拉丁语 *quadratus*，指呈正方形的；*planta*，指足底；*adducere*，指引导朝向某处；*hallux*，指踇趾；*flectere*，指屈曲；*brevis*，指短的；*dorsum*，指背侧的；*interosseus*，指骨间的。

足部深层肌肉，包括足底方肌、踇收肌、踇短屈肌、骨间背侧肌、骨间足底肌（图7-21）。

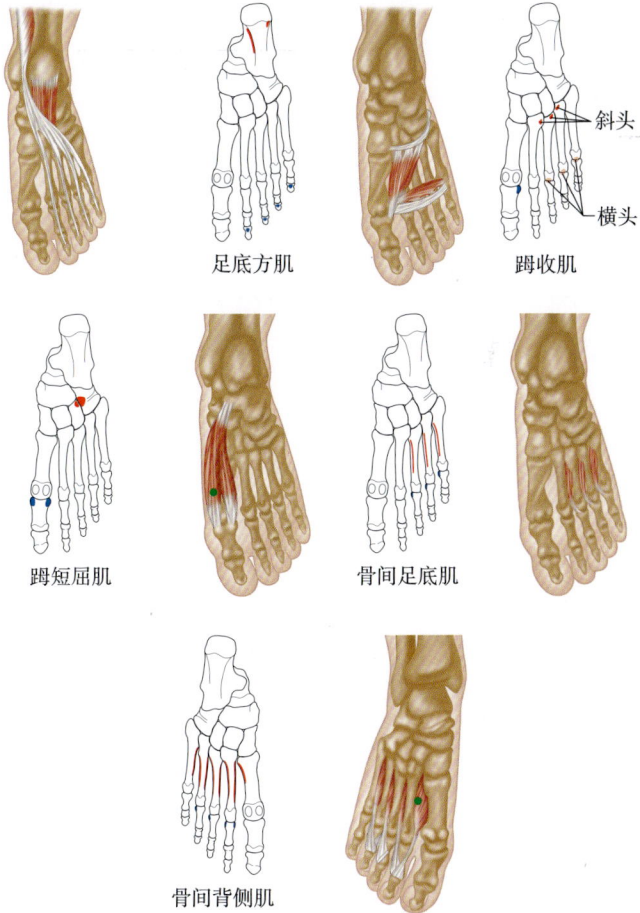

足底方肌

蹈收肌

斜头

横头

蹈短屈肌

骨间足底肌

骨间背侧肌

图 7-21　足部深层肌肉解剖及激痛点位置示意

【肌肉起点】

足底方肌：①内侧头起自跟骨内侧面；②外侧头起自跟骨下面的外侧缘。

踇收肌：①斜头起自第2至第4跖骨底，腓骨长肌腱鞘；②横头起自足底第3至第5趾的跖趾韧带、跖骨横韧带。

踇短屈肌：骰骨足底面的内侧部，外侧楔骨的邻近部分，胫骨后肌肌腱。

骨间背侧肌：跖骨的相邻两侧。

骨间足底肌：第2至第5跖骨底部和内侧。

【肌肉止点】

足底方肌：趾长屈肌肌腱的外侧缘。

踇收肌：踇趾近节趾骨底部的外侧。

踇短屈肌：①中间部止于踇趾近节趾骨底部的内侧；②外侧部止于踇趾近节趾骨底部的外侧。

骨间背侧肌：近节趾骨底部。第1骨间背侧肌止于第2趾近节趾骨的内侧；第2~第4骨间背侧肌止于第3至第4趾的近节趾骨外侧。

骨间足底肌：同趾近节趾骨底部的内侧。

【神经支配】

足底方肌、踇收肌、骨间背侧肌、骨间足底肌：足底外侧神经（S_1，S_2）。

踇短屈肌：足底内侧神经（L_4，L_5，S_1）。

【肌肉作用】

足底方肌：使第2至第5趾的远节趾骨屈曲；调整趾长屈肌肌腱的斜拉力线，使其与足长轴保持一致。

踇收肌：使踇趾内收；协助踇趾的跖趾关节屈曲。

踇短屈肌：使踇趾的跖趾关节屈曲。

骨间背侧肌：外展（分散）足趾；屈跖趾关节。

骨间足底肌：内收（聚拢）足趾；屈跖趾关节。

【功能性运动】

在日常活动中，协助在足趾和脚掌之间夹一支铅笔；用大足趾帮助收集脚下的物体；在大足趾和相邻足趾之间形成一个空间；促进行走。

【激痛点诱因】

足趾关节炎，穿不合脚的鞋（高跟鞋）或劣质的矫形器，不适宜的运动（如游泳、散步、慢跑、快跑、疾跑），距小腿关节过度活动，爪状趾，创伤，穿湿袜子和/或在冷水中作业而受寒。

【激痛点引传痛模式（图 7-22）】

足底方肌（激痛点）：足

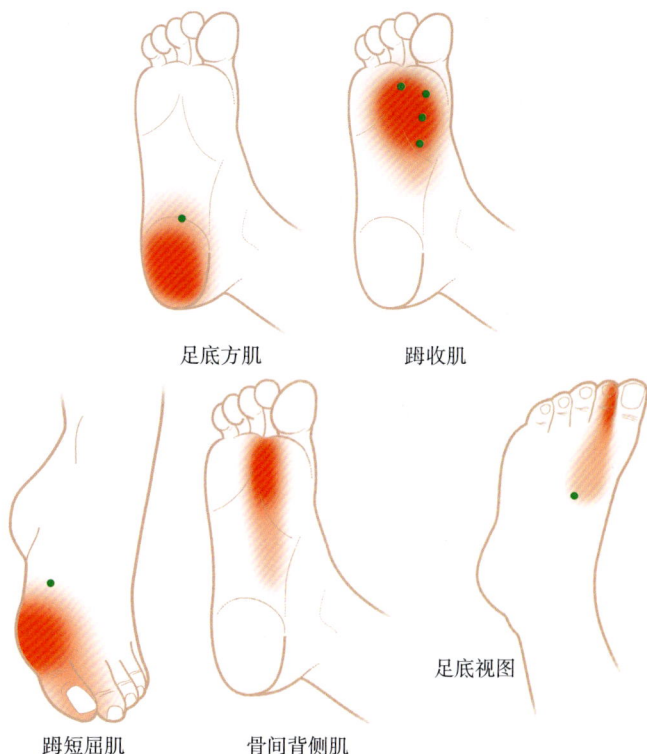

足底方肌　　　　　蹈收肌

蹈短屈肌　　　骨间背侧肌　　　足底视图

图 7-22　足部深层肌肉激痛点及其引传痛区域

跟痛。

　　踇收肌（激痛点）：足前部痛。

　　踇短屈肌（激痛点）：第1跖趾关节周围痛。

　　足底和/或足背骨间肌（激痛点）：第2趾疼痛（前、后方）。

【鉴别诊断】

　　莫顿神经瘤、跖痛、足底筋膜炎、跟骨骨刺、应力性骨折、关节功能障碍、籽骨受伤、腰神经根病症（足下垂）、踇趾外翻、跟骨（筋膜）室综合征、痛风、关节炎等病症，可出现类似于足底深层肌肉激痛点引发的临床症状与体征，应注意鉴别。

【激痛点主治】

　　足部和/或足跟痛，第一跖趾关节痛，踇囊炎和/或踇趾外翻，第二趾疼痛，足前部疼痛，组织僵硬（无法使用矫形器支持），行走困难，足部麻木，髋和/或膝和/或距小腿关节痛，足底筋膜炎（足底方肌）。

【关联性激痛点】

　　髋和/或膝和/或距小腿关节问题、趾短屈肌病症，在相应肌肉中产生的激痛点，可出现类似于足底深层肌肉激痛点的引传痛模式。

【附】激痛点与足跟痛（Trigger points and heel pain）

　　足跟痛在临床实践中很常见，而足底筋膜炎（PF）是导致足跟痛的最常见疾病，占成人足部医疗求诊的11%～15%。

　　足底筋膜是连接跟骨与足趾一层厚厚的带状组织，并对足弓起到支撑作用。当受到拉伤时，它会变得无力、甚至出现肿胀、发炎。

　　反复的劳损会引起软组织的微撕裂，导致疼痛、肿胀，并容易引发进一步的症状。足底筋膜炎可为单侧或双侧（图 7-23）。

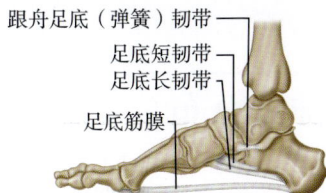

跟舟足底（弹簧）韧带
足底短韧带
足底长韧带
足底筋膜

图 7-23　足底筋膜解剖示意

【症状】

早晨刚迈出第一步就会出现剧烈的疼痛。一旦足"暖和起来"，足底筋膜炎的疼痛就开始减轻，在长时间站立或由坐位起来站立时疼痛则再次出现。突然拉伸足底可能会使疼痛加剧。严重情况下还会有麻木症状出现。

【情况说明】

- 大约 10% 的人在一生中的某个时刻有过足底筋膜炎的体验。
- 足底筋膜炎最常见于中年、肥胖女性和年轻的男

性运动员。

- 也可能发生在一天中要站立数小时的年轻人身上。
- 在跑步者中尤其常见，在不平坦的地面跑步，如在公路上而不是在跑道上跑步，就可能发生足底筋膜炎。
- 可能与足部的极度内旋（向内翻）有关，并可由扁平足引起。

【足跟痛的治疗】

一般来说，足跟痛所涉及的主要肌肉集中在腓肠肌（见 216 页）、比目鱼肌（见 220 页）、趾长屈肌（见 224 页）和胫骨后肌（见 226 页）。

对于足跟骨刺而言，重点在足底方肌（见 231 页）。

建议：恢复期不要赤足走路。

（陈绪娟、杨丽红、陈林玲 译，
杜元灏 审校）

附录一

皮节和感觉神经分布

来自皮肤的感觉通过传入神经纤维传递到脊髓，进而传递到大脑。躯体周围神经系统由混合神经、运动神经和感觉神经构成，传入神经纤维是该系统的一部分组成。

所有的躯体神经都起源于一个或多个脊髓节段，并支配特定的皮肤区域。由单个脊髓节段支配的皮肤区域称为皮节。但单个皮节（区）可由一个或多个独立的神经所支配。

上肢的 C_5 皮节就是一个很好的例子，它由 C_5 纤维所支配，但 C_5 纤维既包括上肢的上外侧皮神经（腋神经）的 C_5 纤维，也有上肢的下外侧皮神经（桡神经）中的 C_5 纤维。

在剑桥大学解剖学家 Robert Whitaker 博士，MA，MD，MChir，FRCS，FMAA 的帮助和指导下，出版者汇编了以下的单个皮节及其神经分布图。

上肢皮神经（附图1,附图2）

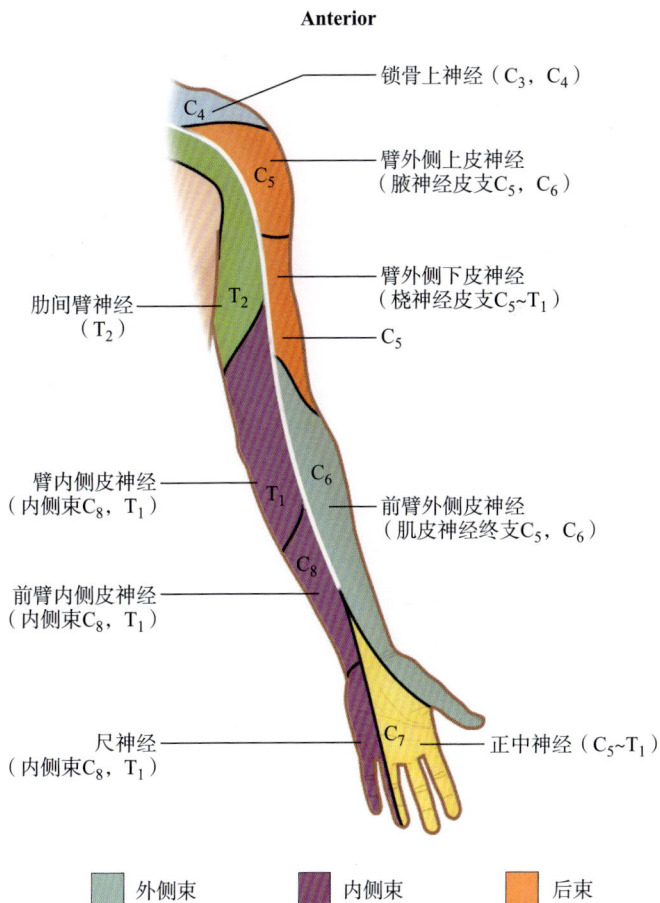

Anterior

锁骨上神经（C_3，C_4）

臂外侧上皮神经
（腋神经皮支C_5，C_6）

臂外侧下皮神经
（桡神经皮支C_5~T_1）

C_5

肋间臂神经
（T_2）

臂内侧皮神经
（内侧束C_8，T_1）

前臂外侧皮神经
（肌皮神经终支C_5，C_6）

前臂内侧皮神经
（内侧束C_8，T_1）

尺神经
（内侧束C_8，T_1）

正中神经（C_5~T_1）

C_4 C_5 T_2 C_6 T_1 C_8 C_7

外侧束　　内侧束　　后束

附图1 上肢皮神经分布示意（前面观）

Posterior

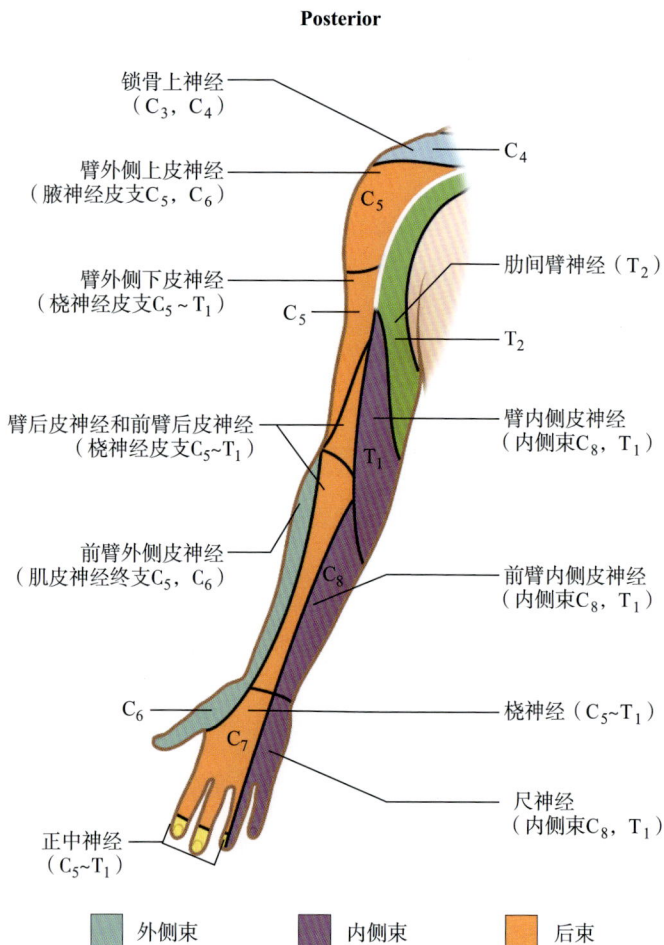

锁骨上神经
（C_3，C_4）

臂外侧上皮神经
（腋神经皮支C_5，C_6）

臂外侧下皮神经
（桡神经皮支C_5～T_1）

臂后皮神经和前臂后皮神经
（桡神经皮支C_5～T_1）

前臂外侧皮神经
（肌皮神经终支C_5，C_6）

正中神经
（C_5～T_1）

肋间臂神经（T_2）

臂内侧皮神经
（内侧束C_8，T_1）

前臂内侧皮神经
（内侧束C_8，T_1）

桡神经（C_5～T_1）

尺神经
（内侧束C_8，T_1）

C_4　C_5　C_5　T_2　T_1　C_8　C_6　C_7

外侧束　　内侧束　　后束

附图2　上肢皮神经分布示意（后面观）

下肢皮神经（附图3,附图4）

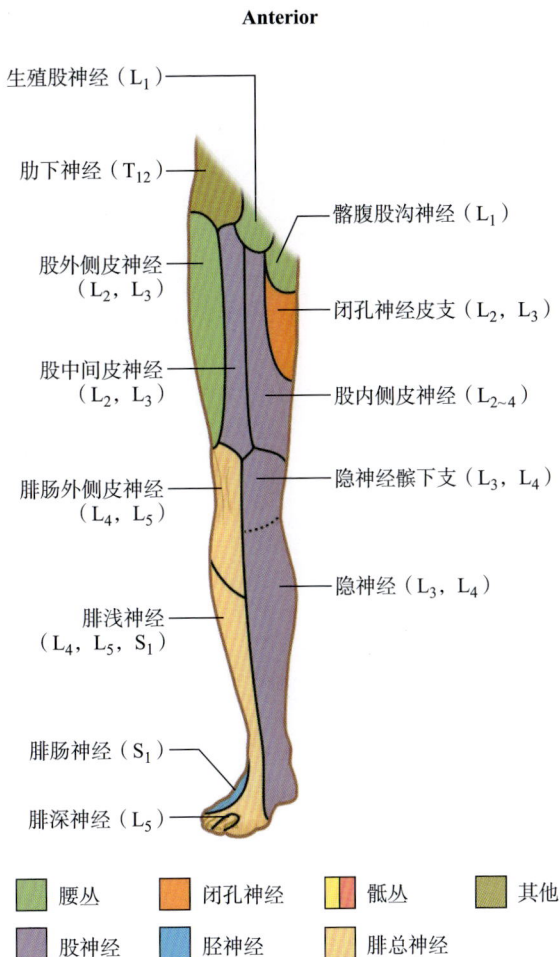

Anterior

生殖股神经（L₁）

肋下神经（T₁₂）

股外侧皮神经（L₂,L₃）

股中间皮神经（L₂,L₃）

腓肠外侧皮神经（L₄,L₅）

腓浅神经（L₄,L₅,S₁）

腓肠神经（S₁）

腓深神经（L₅）

髂腹股沟神经（L₁）

闭孔神经皮支（L₂,L₃）

股内侧皮神经（L₂~₄）

隐神经髌下支（L₃,L₄）

隐神经（L₃,L₄）

腰丛　　闭孔神经　　骶丛　　其他

股神经　　胫神经　　腓总神经

附图3　下肢皮神经分布示意（前面观）

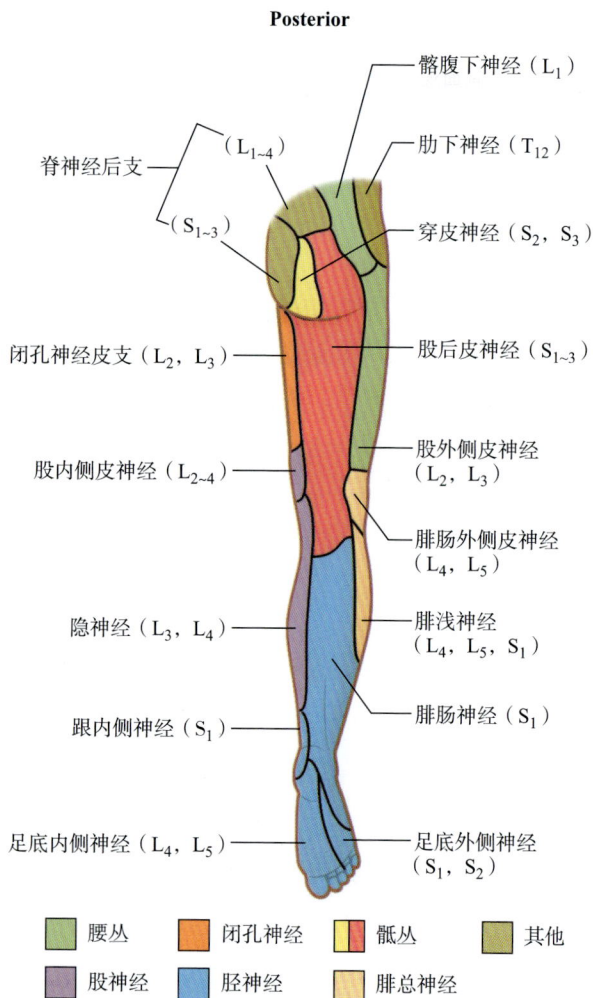

Posterior

脊神经后支 — （L$_{1-4}$）

（S$_{1-3}$）

髂腹下神经（L$_1$）

肋下神经（T$_{12}$）

穿皮神经（S$_2$，S$_3$）

闭孔神经皮支（L$_2$，L$_3$）

股后皮神经（S$_{1-3}$）

股内侧皮神经（L$_{2-4}$）

股外侧皮神经（L$_2$，L$_3$）

腓肠外侧皮神经（L$_4$，L$_5$）

隐神经（L$_3$，L$_4$）

腓浅神经（L$_4$，L$_5$，S$_1$）

跟内侧神经（S$_1$）

腓肠神经（S$_1$）

足底内侧神经（L$_4$，L$_5$）

足底外侧神经（S$_1$，S$_2$）

腰丛　闭孔神经　骶丛　其他

股神经　胫神经　腓总神经

附图 4　下肢皮神经分布示意（后面观）

前和后皮节（附图5）

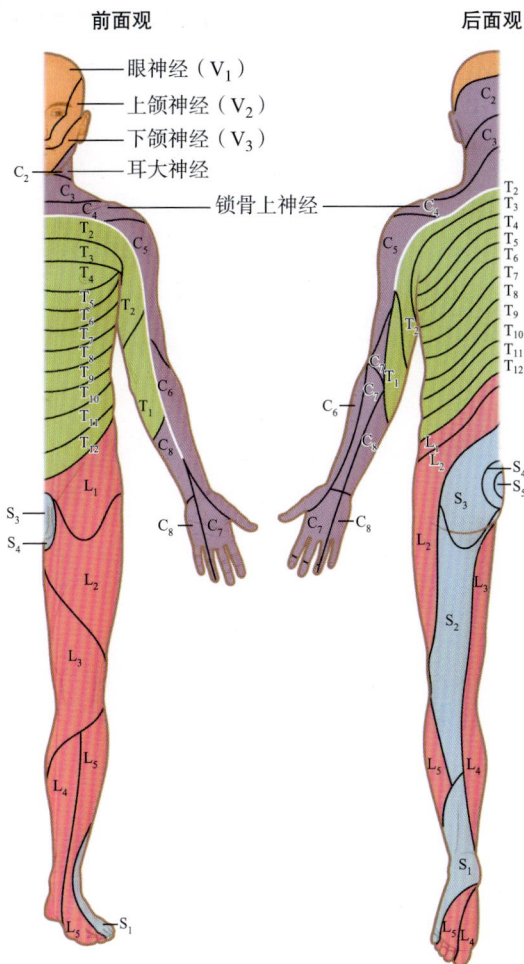

附图5　人体前后皮节示意

附录二

超级激痛点

在作者看来,释放这些肌肉中的激痛点似乎比预期具有更大的全身效应,通常包括更深层次的生理学效应。将灭活这些"超级激痛点"纳入治疗方案,就像一条"捷径",可迅速缓解深层的(病位病症)和慢性疼痛综合征(附图 6,附图 7)。

位于身体前侧的超级激痛点

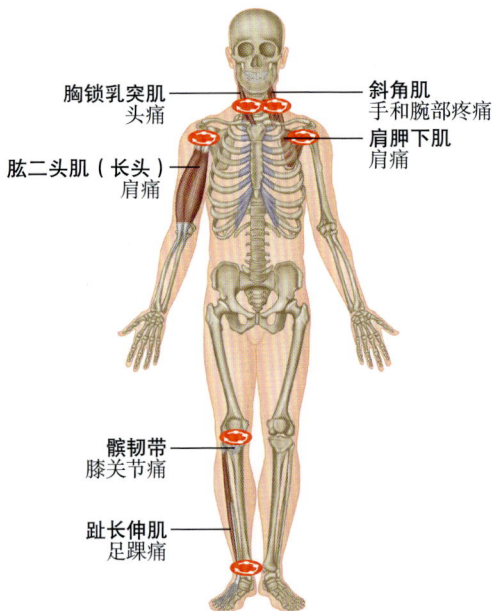

胸锁乳突肌
头痛

斜角肌
手和腕部疼痛

肩胛下肌
肩痛

肱二头肌(长头)
肩痛

髌韧带
膝关节痛

趾长伸肌
足踝痛

附图 6　人体前侧超级激痛点

位于身体后侧的超级激痛点

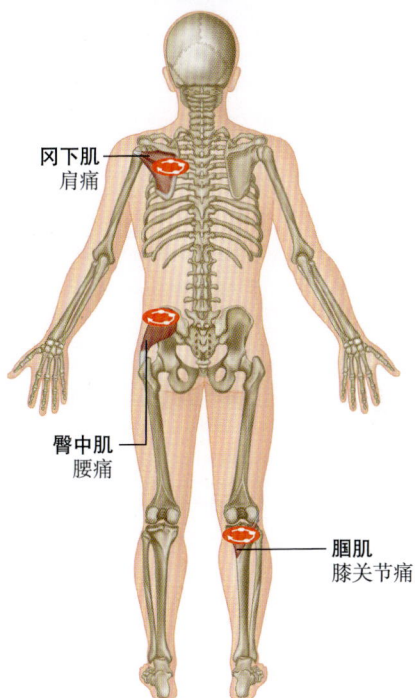

冈下肌
肩痛

臀中肌
腰痛

腘肌
膝关节痛

附图 7　人体后侧超级激痛点

（杜元灏　译）

参 考 文 献

Davies, C. 2004. *The Trigger Point Therapy Workbook, Second Edition*. New Harbinger: Oakland.

DeLaune, V. 2011. *Pain Relief with Trigger Point Self-Help*. Lotus Publishing: Chichester.

Dommerholt, J., Bron, C., & Franssen, J. 2006. Myofascial Trigger Points: An Evidence-Informed Review. *J Man Manip Ther* **14**(4):203–221.

Drake, R., Wayne Vogel, A. & Mitchell, M. 2019. *Gray's Anatomy for Students, Fourth Edition*. Elsevier: London.

Gerwin, R.D., Dommerholt, J. & Shah, J.P. 2004. An Expansion of Simons' Integrated Hypothesis of Trigger Point Formation. *Curr Pain Headache Rep* **8**:468–475.

Hacket, G.S. 1991. *Ligament and Tendon Relaxation Treated by Prolotherapy, Third Edition*. Institute in Basic Life Principles.

Janda, V. 2005. Muscle Weakness and Inhibition in Back Pain Syndromes. In: Boyling, J.D., & Jull, G.A., *Grieve's Modern Manual Therapy: The Vertebral Column, Third Edition*, 197–201. Churchill Livingstone: Edinburgh.

Jarmey, C. 2018. *The Concise Book of Muscles, Fourth Edition*. Lotus Publishing: Chichester.

Jarmey, C. 2022. *The Pocket Atlas of Human Anatomy, Revised Edition*. Lotus Publishing: Chichester.

Lewit, K. 1999. *Manipulative Therapy in Rehabilitation of the Locomotor System, Third Edition*. Butterworth Heineman: London.

Myers, T. & Earls, J. 2017. *Fascial Release for Structural Balance, Revised Edition*. Lotus Publishing: Chichester.

Myers, T. 2020. *Anatomy Trains: Myofascial Meridians for Manual and Movement Therapists, Fourth Edition*. Elsevier: London.

Niel-Asher, S. 2014. *The Concise Book of Trigger Points: A Professional and Self-Help Manual, Third Edition*. Lotus Publishing: Chichester.

Schleip, R. 2020. *Fascial Fitness, Second Edition*. Lotus Publishing: Chichester.

Simons, D.G., Travell, J.G., & Simons, L.S. 1998. *Travell and Simons' Myofascial Pain and Dysfunction*, Vol. 1, Second Edition. Lippincott Williams & Wilkins: Baltimore, MD.

Starlanyl, D., & Sharkey, J. 2013. *Healing through Trigger Point Therapy*. Lotus Publishing: Chichester.

Travell, J.G., & Simons, D.G. 1992. *Myofascial Pain and Dysfunction*, Vol. 2. Lippincott Williams & Wilkins: Baltimore, MD.

48